JN084115

臨床に活かす

薬物動態の強化書

編集 | 辻　泰弘
　　　 笠井 英史

南山堂

執筆者一覧

尾 上 知 佳	中外製薬株式会社トランスレーショナルリサーチ本部
辻 　 泰 弘	日本大学薬学部 薬剤師教育センター 教授
吉 次 広 如	MSD株式会社グローバル研究開発本部クリニカルリサーチ領域臨床薬理開発
浜 田 幸 宏	東京女子医科大学病院 薬剤部 薬剤部長(代行)
笠 井 英 史	慶應義塾大学 殿町先端研究教育連携スクエア 特任准教授
花 井 雄 貴	東邦大学薬学部 臨床薬学研究室 講師
西 　 圭 史	日本大学薬学部 薬剤師教育センター 教授
海 老 原 文 哉	東京女子医科大学病院 薬剤部
長 谷 川 千 尋	MSD株式会社グローバル研究開発本部クリニカルリサーチ領域臨床薬理開発
丸 山 拓 実	東京女子医科大学病院 薬剤部
塩 見 真 理	MSD株式会社グローバル研究開発本部クリニカルリサーチ領域臨床薬理開発
馬 渕 　 匠	東邦大学医療センター大森病院 薬剤部
小 松 完 爾	アステラス製薬株式会社 臨床薬理部
大 橋 隼 人	東邦大学医療センター大森病院 薬剤部
輪 嶋 恵 宏	株式会社IDEC 臨床薬理部

(執筆順)

序

　臨床薬物動態学は，投与量，投与・採血時間および薬物血中濃度などの情報に加えて，生化学的・生理学的な患者の情報（年齢，性別および血液検査値など）を定量的に組み込み，薬物の吸収，代謝，分布，排泄について，薬物速度論モデルを利用して予測・説明するものです．個別化投与設計に用いられる治療薬物モニタリング（Therapeutic Drug Monitoring：TDM）は，臨床薬物動態学が基本となっています．臨床系の関連学会に参加すると臨床薬物動態学に関するたくさんの発表がありますが，次のような質疑応答を耳にすることがあります．

　・薬物の分布容積が大きいから消失半減期が長い

　・脂溶性薬物だから組織移行性が良い

　・平衡に達しているので血中と組織の薬物濃度は等しい

　・2相性の薬物動態を示すので組織移行性が良い

　・ベイジアン法で推定した"血中濃度"の予測性がよくないので，このTDM解析ソフトは使えない

これらのすべてが，若干正しく，大きく間違っています．臨床薬物動態学のある一面からしか知識を得ておらず，それに付随する基本的・基礎的な知識・情報が欠落しているのかもしれません．薬学教育で臨床薬物動態学は「薬物動態学」や「生物薬剤学」という科目授業で講義を受け，演習・実習で理解を深めます．本来，臨床薬物動態学・臨床薬物動態解析は，患者の実測もしくは予測された薬物血中濃度や薬物動態パラメータを用いて，ベッドサイドでの個別化治療に貢献するものです．このためには，先述の学問領域以外に，臨床医学，薬学，生物学，統計学などの知識が不可欠で，横断的な知識が必要となります．薬物動態学の表層だけの知識で個別化投与設計について議論することは避けなければいけません．

　以前TDMは，複雑な公式やプログラムを理解できる薬剤師が担当することが多く，職人芸的な要素が強いと言われていました．しかし近年は，投与時間，採血時間の情報を得て，シミュレーションソフトや各種ガイドラインを用いて投与設計を行う薬剤師も増えています．また，簡便に解析を実行するソフトウェアが（無料）配布されていますが，背景の理論を理解しないままにそれがブラックボックス的に使用されることも少なくありません．私は投与設計に携わる薬剤師は，感覚的な理解ではなく，数式をはじめとした基本的・基礎的な知識・解釈をきちんと理解する必要があると考えています．ただ，臨床現場に出てから再度勉強しようとしても，十分な学習時間を確保できなかったり，数式が理解できなかったり，挫折してしまうことも多いです．そこで，できる限り平易かつ実践的に臨床薬物動態学の知識・解釈を学べる本書を企画しました．

　本書は4つの章で構成されています．1章は，薬物動態パラメータの基本的な理解を深めるため，教科書の内容をわかりやすくまとめました．難解な表現を極力避け，臨床現場に応用可能な数式を汎用しています．大学生に戻った気持ちで臨床薬物動態学を復習する契機となれば幸いです．2章は，添付文書の薬物動態の項目を読み取り，そこから投与設計に結びつける内容で構成しました．また，どのような場面で添付文書が活用されるのか，代表的な事例を紹介しています．3章は本書のメインとなる章です．臨床現場で遭遇する事例をQ＆A形式で記載しました．臨床における薬物動態の誤認識から想定される「それってウソ・ホント」の事例を記載しています．

各事例に対して臨床薬物動態学の分野で活躍されている専門家を迎えて，詳細な解説を加えました．この考えで薬物投与設計が実施された場合，どのような結末を迎えるのか，そこに正しい考え方を基礎的・臨床的な視点から修正を加えるよう解説しています．もし，自分だったらどうするのか，どのように医師や薬剤師に伝えるのかなどを想定しながら読み進めていただきたいです．4章では臨床薬物動態のスキルをステップアップしていくためのアプローチを記載しています．医薬品開発の現場から研究，そして臨床に還元していくための方略が記載されています．

　本書の作成にあたり，共同編者および著者としてご協力をいただきました笠井英史氏，および各章の執筆にご尽力いただきました著者のみなさまに厚く御礼申し上げます．最後に，多大なご支援をいただきました南山堂編集部 根本英一氏に感謝申し上げます．

　2022年6月 編者を代表して

辻 泰弘

Contents

3章 よくある誤解に要注意！ 薬物動態のピットフォール

Contents

4章 ステップアップ！ 新薬情報→研究→臨床への還元のアプローチ

1章

さらっと復習！
ひと目でわかる薬物動態のキホン

　本章では，この本を快適に読み進めるために必要な薬物動態の知識を紹介します．薬物動態の説明には，そして理解するためには数学と向き合うことが避けられません．薬物動態を勉強しようとすると当然のように数学の知識が要求されて挫折してしまった，もしくは数学をできるだけ使わない方針の講義やセミナーを受けたが結局ぼんやりとした知識で終わってしまった，といった方は多いのではないでしょうか．そこで，本章では基礎事項をすべて網羅するのではなく，自分自身で勉強する際に役立つ知識と考え方を提供したいと思います．そのために，あえて数式も積極的に使用して説明しますが，"The 数学的表現"を避けてかみ砕いて説明します．また，本文で書ききれない導出や公式を付録に記載したので適宜参照してください．

1　薬物動態を計算するためのキホン

① 微分・積分

　はじめに微分・積分を用いる利点を感覚的に説明したいと思う．微分・積分アレルギーの方は多いのではないだろうか．

　非常に端的に述べると，微分は微小な(瞬間的)変化を記述するものであり，積分は微小(瞬間的)な変化の積み重ねを表すものである．身近な例として，移動距離と速度を考えてみたいと思う．ある地点における限りなく0時間に近い瞬間的な時間における移動距離を表したもの，すなわち瞬間移動速度を表したものが微分である．この瞬間移動速度，すなわち瞬間的な移動距離を積み重ねていくと，最終的な移動距離を求めることができる．これが積分である．同じように薬物動態の世界に置き換えて考えてみると，生体内における瞬間的な薬物量の変化を表したものが微分であり，それを積み重ねていくと(積分すると)，薬物曝露量(生体内がどれだけの薬物にさらされたか)を求めることができる．

② 生体内における薬物量の変化と微分方程式

　本項からは，ニセモノマイシンという架空の抗菌薬を題材に生体内における薬物量の変化について考えてみたいと思う．時間0において，ニセモノマイシン400mgが生体内に存在しているとする．その後，生体内のニセモノマイシンの薬物量(濃度ではないことに注意)を0.1時間ごとに測定したところ(現実ではありえないが)，**図1.1**のような推移が得られた．この図からは，時間0における薬物量が400mgであり右肩下がりの曲線で推移することが読み取れる．また，薬物量の多い0時間目付近と薬物量の少ない24時間目付近の薬物量の変化を比べてみると，薬物量の多い0時間目の方が薬物量の変化も大きいということがわかる．次に，非常に短い時間あたりの変化量(微分)を考えてみる．0〜1時間目までを0.1時間ごとに区切った薬物量の変化を見てみよう．**表1.1**に0.1時間ごとの薬物量と前の時点からの変化量を示す．この表からも薬物量に応じて変化量が変動することが読み取れる．また，時間あたりの変化量を前の時点の薬物量で割ると全時点で同じ値，すなわち定数が得られる．したがって，非常に短い時間に注目するとニセモノマイシンの時間あたりの変化量は"定数×薬物量"で表せることがわかる(**式1.1**)．このように非常に短い時間の変化量を数式で記述したものが微分方程式であり，薬物動態の世界だけではなく，さまざまなものの動きを記述するのに用いられている．

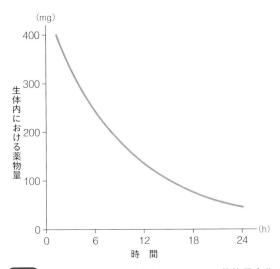

図1.1 生体内におけるニセモノマイシンの薬物量変化

表1.1 0〜1時間における薬物量の推移および変化量

時間(h)	0	0.1	0.2	0.3	0.4	0.5	0.6	0.7	0.8	0.9	1
生体内の薬物量(mg)	400	396.020	392.079	388.178	384.316	380.492	376.706	372.958	369.247	365.572	361.935
前時点からの差異(mg)	—	−3.980	−3.940	−3.901	−3.862	−3.824	−3.786	−3.748	−3.711	−3.674	−3.638
時間あたりの変化量(mg/h)	—	−39.801	−39.405	−39.013	−38.624	−38.240	−37.860	−37.483	−37.110	−36.741	−36.375
時間あたりの変化量/前時点の薬物量(h^{-1})	—	−0.0995	−0.0995	−0.0995	−0.0995	−0.0995	−0.0995	−0.0995	−0.0995	−0.0995	−0.0995

$$\frac{短い時間あたりの変化量(mg/h)}{前時点の生体内の薬物量(mg)} = 定数(h^{-1}) \qquad (式1.1)$$

↔短い時間あたりの変化量＝定数×薬物量

③ 消失速度定数（elimination rate constant）

　短い時間あたりの変化量が"定数×薬物量"で表せることがわかったので，次により数学らしい表現でこれを記述してみよう．

　短い時間あたりの変化量，もう少し数学的な表現を用いると微小時間あたりの変化量は$\frac{dX}{dt}$と表すことができる．Xは薬物量，tは時間を表す．また，注目している薬物量の推移は右肩下がり，すなわち生体内から薬物が消失していく過程である．そこで数式中の定数は薬物の"消失"に関わる定数なので，消失速度定数と呼ばれる．消失速度定数は0より大

きい値をとり，単位はh^{-1}である（**式1.1**に戻ってみるとよい）．

　本項ではk_eとして表す．$\dfrac{dX}{dt}$，k_e，およびXを用いると，短い時間あたりの変化量＝定数×薬物量は**式1.2**のように表せる．

$$\dfrac{dX}{dt} = -k_e \times X \qquad\qquad （式1.2）$$

4 微分方程式を解く

　微小時間あたりの薬物量の変化量が$\dfrac{dX}{dt} = -k_e \times X$で表されることはわかったが，この式からは何時間後に薬物量の値がいくつになるのかを直接計算することができない．そこで，この式を"$X =$"の形に変形する，すなわち微分方程式を解く必要がある．**式1.2**の微分方程式を解く方法はいくつかあるが，そのうちの1つの解き方を**付録1**［p14］にまとめた．本項では，微分方程式を解く途中に出てくる重要な式（**式1.3**）および最終解（**式1.4**）の2つのみを示す．これらの式は今後の項でも登場するのでぜひ覚えていただきたい．

$$\dfrac{dX}{dt} = -k_e \times X$$

$$\leftrightarrow \ln X = -k_e \times t + \ln X_0 \qquad\qquad （式1.3）$$

$$X = X_0 \times e^{-k_e \times t} \qquad\qquad （式1.4）$$

X_0：時間0における薬物量

2　薬物量と薬物血中濃度の関係

1　コンパートメントモデル

前項までで得られた薬物量の計算式 $X = X_0 \times e^{-k_e \times t}$ は，急速静脈内投与で 1-コンパートメントモデルを仮定した場合に得られる．急速静脈内投与とは，薬物が血中（生体内）に瞬時に入るということを表しており，時間 $t = 0$ における血中の薬物量が投与量と等しいと考える．コンパートメント（compartment）は区画や区切りを表す言葉であり，単なる四角い箱をイメージしていただければよい．生体内をそのまま考えると複雑なので，四角い箱の集まりだと捉える．これがコンパートメントモデルの考え方である．例として，最も簡単な急速静脈内投与の 1-コンパートメントモデルを図1.2に示す．1-コンパートメントなので箱は 1 つで薬物の出入りを矢印によって表す．基本的に箱からの薬物の消失や移動は“定数×箱内の薬物量”というここまで扱ってきた非常に簡単な微分方程式で表される．もちろん，1-コンパートメントモデルだけですべての薬物の動きが十分に表現できるわけではないので，箱を複数組み合わせることでさまざまな動きを表現する．それぞれの箱における薬物の動きは 1-コンパートメントモデルのときと同様に簡単な式で表されることがほとんどである．一見複雑に思われるモデルも一つひとつの箱に注目して（小さいスケールで）考えることで，理解が容易になる．

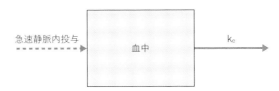

図1.2 急速静脈内投与の 1-コンパートメントモデル

2　薬物量から薬物血中濃度へ

ここまでは，生体内の“薬物量”を考えてきた．しかし，生体内の薬物量を直接測定することはできないため，実際に薬物動態を考える際には“濃度”，特に薬物血中濃度を用いる．“量”から“濃度”への変換は，“量”を“容積”で割ればよい．反対に，“濃度”から“量”への変換は，“濃度”に“容積”をかければよい．ここで，生体内において薬物が分布する容積を V と置くと，薬物量 X は薬物血中濃度 C を用いて，$C \times V$ で表されるので，**式1.3**お

および**式1.4**は**式1.5**および**式1.6**に書き換えられる.

$$\frac{d(C \times V)}{dt} = -k_e \times C \times V \qquad\qquad （式1.5）$$

$$\leftrightarrow \frac{dC}{dt} = -k_e \times C$$

$$\leftrightarrow \ln C = -k_e \times t + \ln C_0$$

$$C = C_0 \times e^{-k_e \times t} \qquad\qquad （式1.6）$$

3 臨床に活かす薬物動態 パラメータのキホン

1 消失速度定数の求め方

　もう少し薬物の消失について考えてみよう．項「微分方程式を解く」[p4]で微分方程式の解を示す際に，最終解のほかに解く途中で出てくる重要な式（**式1.3**）を示した．これを薬物量から薬物血中濃度に変換した**式1.5** $\ln C = -k_e \times t + \ln C_0$ について，$\ln C$ を y，$-k_e \times t$ を ax，$\ln C_0$ を b とすると，この式は $y = ax + b$ の直線の式と考えることができる（**図1.3**）．すなわち，薬物血中濃度が何点か得られている場合には，自然対数 $\ln$ をとった薬物血中濃度をプロットし，直線の傾きを求めることで消失速度定数 k_e が求められる．実際に，**図1.3**から消失速度定数を求めてみよう．赤い丸で示した2点から，$\dfrac{(1.5 - 3.0)}{15}$ で傾きは -0.1 と求められる．したがって，消失速度定数は $0.1\ \mathrm{h}^{-1}$ となる．

2 消失半減期（elimination half-life）

　消失速度定数 k_e が求まると，消失半減期 $t_{1/2}$ を求めることができる．消失半減期とは薬物血中濃度が半分になるまでにかかる時間のことであり，単位はhである．時間 $t = 0$ における薬物血中濃度を C_0 とすると，その半分の濃度は $\dfrac{1}{2} \times C_0$ で表すことができる．濃度が $\dfrac{1}{2} \times C_0$ になるまでに消失半減期 $t_{1/2}$ だけ時間が経過しているので，**式1.5**の $\ln C = -k_e \times$

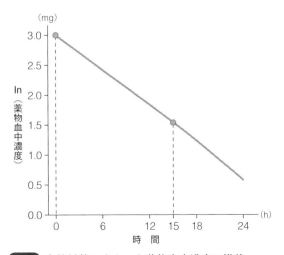

図1.3 自然対数 $\ln$ をとった薬物血中濃度の推移

t＋lnC_0に代入すると得られる.

$$\ln \frac{C_0}{2} = -k_e \times t_{1/2} + \ln C_0$$

この式を整理すると,

$$t_{1/2} = \frac{\ln 2}{k_e}$$

となり, 消失半減期$t_{1/2}$は$\ln 2$（＝0.693）を消失速度定数k_eで割ることで求められる. もちろん, 消失速度定数がわからないときに消失半減期から算出することも可能である. また, 消失半減期の5倍の時間が経過すると, 薬物血中濃度は初期濃度の$\left(\frac{1}{2}\right)^5$倍, すなわち0.03倍（3％）となるので, 投与された薬物のほとんど（97％）が体内から消失している.

3 クリアランス（clearance）

　薬物の消失に関わる薬物動態パラメータとして消失速度定数および消失半減期について触れた. もう一つの重要なパラメータはクリアランスであるが, クリアランスがよくわからなくて薬物動態の勉強を挫折した方も多いのではないだろうか. クリアランスを理解するためには, 生体内での薬物の動きをしっかりとイメージすることが重要である.

　項「生体内における薬物量の変化と微分方程式」[p2]で触れたとおり, 生体内から消失する薬物の量は薬物血中濃度に応じて変動する. すなわち, 薬物血中濃度も消失する薬物量も時間とともに刻々と変化する（**表1.1**）. それでは反対に, 時間とともに変わらないものは何だろうか. それは血流速度である（**図1.4**）. 生体内を流れる血液の速さは変わらないので, 腎臓や肝臓など薬物の消失に関わる部位を通過する血液の体積は常に一定である. したがって, 常に一定の体積の血液がきれいに（クリアに）なっていく. 時間あたり（h）にきれいになる血液の体積（L）を表したものがクリアランスであり, 単位はL/hで表される.

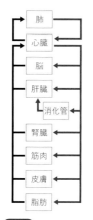

	時間による変化
生体内の薬物量	あり
生体内の薬物濃度	あり
除去される薬物量	あり
除去される薬物濃度	あり
各臓器の血流量	なし
血流速度	なし

図1.4 時間に伴う薬物濃度や血流速度の変化

4 分布容積（volume of distribution）

　分布容積は，生体内において薬物が分布していると考えられる体積のことであり，単位はLで表される．項「薬物量から薬物血中濃度へ」[p5]で薬物量と薬物血中濃度の変換に用いたVが分布容積に当たる．ニセモノマイシンの例に戻ると，ニセモノマイシンを400mg急速静脈内投与して瞬時に薬物血中濃度を測定したところ20mg/Lであった．この時に薬物がどのぐらいの体積に分布していると考えられるか，というのが分布容積である．この計算は，「体積のわからない水に食塩を400mg溶かしたところ食塩の濃度は20mg/Lであった．水の体積はいくつか」，という問題と同じなので分布容積は20Lであると求められる（**図1.5**）．注意していただきたいのは，分布容積は実際の解剖学的な体積を表しているわけではないということである．分布容積はあくまでも投与した薬物量と薬物血中濃度がわかっている際に，その薬物血中濃度を示すためにはどれだけの容積に薬物が存在していなければならないのか，を表すものである．

5 消失速度定数・クリアランス・分布容積の関係

　ここまで登場してきたパラメータを結び付けていこう．微分方程式の復習も兼ねて簡単な導出も示すが，最終的な関係式のみ覚えていただければよい．時間tにおける薬物量をX，その時の薬物血中濃度をCとすると微小時間あたりに消失する薬物量$\frac{dX}{dt}$は，消失速度定数k_eもしくはクリアランスCLを使って，次のように表される．

　消失速度定数k_eと薬物量Xを使って表すと，

$$\frac{dX}{dt}\,[mg/h] = k_e\,[h^{-1}] \times X\,[mg] \tag{式1.7}$$

クリアランスと薬物血中濃度Cを使って表すと，

$$\frac{dX}{dt}\,[mg/h] = CL\,[L/h] \times C\,[mg/L] \tag{式1.8}$$

すなわち，

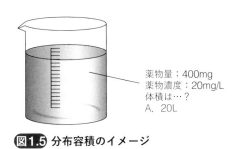

薬物量：400mg
薬物濃度：20mg/L
体積は…？
A．20L

図1.5 分布容積のイメージ

$$k_e \times X = CL \times C \qquad (式1.9)$$

となる．ここで薬物血中濃度Cは，薬物量Xが分布容積V_dに溶けているときの濃度として考えられるので，

$$k_e \times X = CL \times \frac{X}{V_d} \qquad (式1.10)$$

整理して，

$$CL = k_e \times V_d \qquad (式1.11)$$

が得られる．この関係式$CL = k_e \times V_d$および消失速度定数と消失半減期の関係式$t_{1/2} = \dfrac{\ln 2}{k_e}$を覚えておけば，添付文書中の薬物動態パラメータから，そこに載っていないパラメータ（例えば，消失速度定数がわからないときに半減期から算出）を求めて利用することが可能である．

6 経口投与の1-コンパートメントモデルと吸収速度定数（absorption rate constant）

　前項までは静脈内投与，すなわち血管に直接薬物を投与する場合を考えてきたが，多くの薬物は錠剤やカプセルなどで経口投与される．経口投与の場合，いきなり薬物が血中に入るのではなく，消化管から血中への移行というステップが加わる．経口投与の場合，先ほどまでの急速静脈内投与の1-コンパートメントモデルに消化管のコンパートメントを足したコンパートメントモデルで表される（**図 1.6**）．この時，薬物の消化管から血中への移行は，血中から消失する時と同様に"定数×消化管コンパートメント内の薬物量"で表現され，この定数は薬物の吸収に関わるので吸収速度定数k_aと呼ばれる．

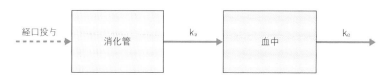

図1.6 経口投与の1-コンパートメントモデル

7 吸収速度定数・T_{max}・C_{max}

吸収速度定数k_aが変わると，薬物血中濃度がピークに達するまでの時間T_{max}と最高血中濃度C_{max}が変化する．吸収速度定数以外のパラメータ（消失速度定数など）は固定し，吸収速度定数のみを変化させたものを図1.7に示す．吸収速度定数が大きいほど血中への薬物の移行が速くなるため，薬物血中濃度がピークに達するまでの時間T_{max}は短くなる．一方，吸収速度定数が変化しても薬物が血中から消失する速度には影響しない．したがって，吸収速度定数が大きいと短い時間でピークに達する分，その時点で消失している薬物量も少ないためC_{max}が大きくなる．ただし，吸収速度定数が小さいときも血中への移行が遅れるだけであって，最終的に血中に移行する薬物量，すなわちトータルの薬物曝露量は同じである．徐放性製剤のように，ゆっくりと吸収されることで長時間効果を発揮するように設計された製剤では吸収速度定数が小さくなっており，T_{max}の遅延とC_{max}の低下が認められる．

8 経口投与後血中へ移行するまでの経路

項「経口投与の1-コンパートメントモデルと吸収速度定数」では，吸収過程を消化管という1つのコンパートメントを足すことでシンプルに表現したが，実際には循環血（血中）に移行するまでにさまざまな過程を経ている（図1.8）．はじめに口腔内から食道を通って胃へ到達する．胃では，胃酸によって錠剤やカプセルが崩壊し，薬物によっては分解され，一部の薬物は吸収される．薬物の主な吸収部位は小腸である．小腸には代謝酵素が存在するため，薬物によっては小腸で代謝を受ける．その後，薬物は消化管と肝臓をつなぐ血管

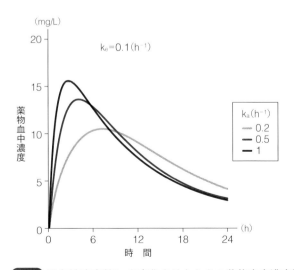

図1.7 吸収速度定数k_aを変化させたときの薬物血中濃度推移の変化

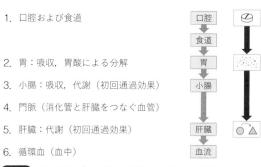

1. 口腔および食道
2. 胃：吸収，胃酸による分解
3. 小腸：吸収，代謝（初回通過効果）
4. 門脈（消化管と肝臓をつなぐ血管）
5. 肝臓：代謝（初回通過効果）
6. 循環血（血中）

図1.8 経口投与後血中へ移行するまでの経路

である門脈を通って肝臓に移行する．肝臓で代謝を受ける薬物はここで代謝される．その後，循環血へと移行する．吸収過程における小腸や肝臓での代謝は初回通過効果と呼ばれる．経口投与ではこのように吸収過程で複数のステップを踏むため，投与された薬物すべてが循環血へ移行するわけではない．

9 生物学的利用率（bioavailability）(Column 3[p48]参照)

　前項で述べた通り，経口投与では静脈内投与とは異なり，投与された薬物の一部のみが循環血へと移行する．投与された薬物がどの程度循環血へ移行するのか，その割合を示したものを生物学的利用率と呼ぶ．生物学的利用率は，割合なので0〜1の値，もしくは0〜100％で表される．例えば，100mgが経口投与されて，最終的に循環血へ45mgが移行した場合，生物学的利用率は0.45もしくは45％と表される（**図1.9**）．実際には，静脈内投与の時の薬物曝露量を100％とし，その値に対する経口投与時の薬物曝露量の比として算出される．

$$生物学的利用率(\%) = \frac{経口投与時の曝露量}{静脈内投与時の曝露量} \times 100 \qquad (式1.12)$$

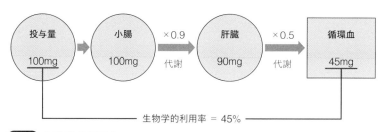

図1.9 生物学的利用率

10 Area under the curve（AUC）

　最後に，薬物曝露量を表す指標としてよく用いられる Area Under the Curve（AUC）を紹介する．AUCは名前の通り，薬物血中濃度推移の曲線（例えば**図1.1**）の下部の面積を求めたものである（**図1.10**）．薬物血中濃度が時間tにおける瞬間的な曝露量を示すのに対して，AUCはそれまでの経過時間でどれだけ曝露されたかの累積の曝露量を表す．よく用いられるのは，トータルの曝露量を表す0～∞時間までの$AUC_{0-\infty}$であり，単位はmg・h/Lである．$AUC_{0-\infty}$は，薬物血中濃度を表す式$C_0 \times e^{-k_e \times t}$を0から∞時間まで積分することで求められる．導出を記載するが，最終的な式のみ覚えていただければよい．

$$AUC_{0-\infty} = \int_{t=0}^{t=\infty} C_0 \times e^{-k_e \times t}\, dt$$

$$= C_0 \times \int_{t=0}^{t=\infty} e^{-k_e \times t}\, dt$$

$$= C_0 \times \left(-\frac{1}{k_e}\right) \times [e^{-k_e \times \infty} - e^{-k_e \times 0}]$$

$$= -\frac{C_0}{k_e} \times [0 - 1]$$ （式1.13）

$$= \frac{Dose}{k_e \times V_d}$$

$$\leftrightarrow AUC_{0-\infty} = \frac{Dose}{CL}$$

したがって，$AUC_{0-\infty}$は投与量DoseとクリアランスCLから求められる．また，生物学的

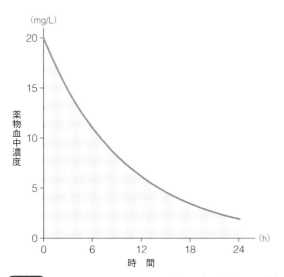

図1.10 Area under the curve（AUC）：赤色の面積部分

利用率（**式1.12**）は，$AUC_{0-\infty}$を用いて，**式1.14**と表すことができる．

$$生物学的利用率（\%）＝\frac{経口投与時のAUC_{0-\infty}}{静脈内投与時のAUC_{0-\infty}}\times100 \qquad （式1.14）$$

付録1　急速静脈内投与の1-コンパートメントモデル微分方程式の解き方

　微分方程式にはさまざまな解き方が存在しているが，ここでは最も簡単な変数分離形を用いた解き方を紹介する．変数とは値が一つに定まらない数のことであり，ここでは薬物量Xと時間tが変数である．変数分離形でははじめに変数Xをすべて左辺にまとめて，右辺にはもう一つの変数tをまとめる．

$$\frac{dX}{dt}＝-k_e\times X$$

$$\leftrightarrow \frac{1}{X}\times\frac{dX}{dt}＝-k_e$$

$\frac{dX}{dt}$はXをtについて微分したものである．"X＝"の形に変形するためには，今，小さいスケール（dX）で考えているものを元のスケール（X）に戻さなければならないため，その操作を行う．すなわち，両辺をtについて不定積分する．

$$\int\frac{1}{X}\times\frac{dX}{dt}\,dt＝\int-k_e\,dt$$

$$\leftrightarrow \int\frac{1}{X}\,dX＝-k_e\times\int dt$$

左辺は微分して$\frac{1}{X}$になるものを，右辺は微分して1になるものを求めればよい．すなわち，

$$\ln X＝-k_e\times t＋A \qquad （式1.15）$$

が得られる．Aは積分定数である．次に積分定数を求める．t＝0の時の薬物量をX_0とすると，積分定数は以下のように求められる．

$$\ln X_0＝-k_e\times0＋A$$

$$\leftrightarrow A＝\ln X_0$$

これを**式1.15**に代入すると，

$$\ln X＝-k_e\times t＋\ln X_0$$

が得られる．これを対数の性質を利用してさらに整理する（**付録2**参照）．

$$\ln X＝-k_e\times t＋\ln X_0$$

$$\leftrightarrow \ln X－\ln X_0＝-k_e\times t$$

$$\leftrightarrow \ln \frac{X}{X_0} = -k_e \times t$$

$\ln \dfrac{X}{X_0} = -k_e \times t$ は，ネイピア数 e を $-k_e \times t$ 乗すると $\dfrac{X}{X_0}$ となることを表しているので，

$$\frac{X}{X_0} = e^{-k_e \times t}$$

となり，両辺に X_0 をかけて

$$X = X_0 \times e^{-k_e \times t}$$

が得られる．最後に，両辺を分布容積（V_d）で割れば薬物濃度の式が得られる．なお，この場合，X_0 は投与量に相当する．

付録2 対数の基本的な性質

薬物動態解析をする上で覚えておくべき対数の基本的な性質（数式）を示す．

$$\log A + \log B = \log (A \times B)$$
$$\log A - \log B = \log \left(\frac{A}{B}\right)$$
$$\log 1 = 0$$
$$\log A^n = n \times \log A$$
$$\log_A A = 1$$

ただし，A および B は 0 より大きい値をとる．

Column 1

PKパラメータの変動係数50％は患者間の変動が大きい？　小さい？

　PKパラメータの個体間変動（ばらつき）の大きさを示すものとして，平均値と合わせて変動係数（CV）が％表示で提供されることが多いです．ではCVが50％だと患者間の変動は大きいでしょうか？　小さいでしょうか？　医薬品開発現場ではざっくりと，30％程度かそれ以内だとばらつきが小さい，50％だとちょっと大きめ，80％以上だとばらつきが大きいと考えます．概略を示すと図のような感じです．PKパラメータは対数正規分布をすることが知られているので，それを基に発生させたデータです．変動係数が大きくなると患者間のばらつきが大きくなって裾が広がっていくのがわかります．

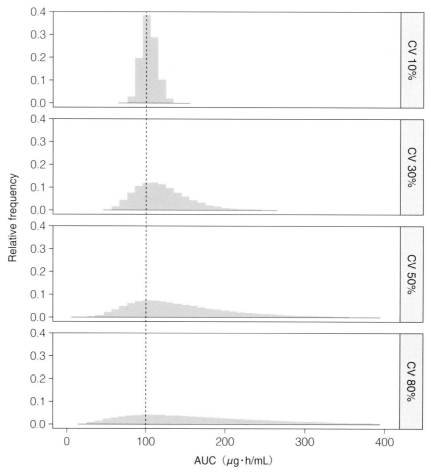

図　変動係数を10％から80％としAUC 100μg·h/mL周りで10,000例のデータを発生させた場合の頻度分布

2章

添付文書を医療現場でどう活かす？
薬物動態パラメータの考え方と使い方

　薬剤師に求められる技術は調剤，服薬指導だけではありません．近年，医薬品に関する情報を検索・収集・評価する技術の要求度が高まっています．医薬品情報と薬物動態の2つの武器（技術）を駆使し，薬物治療にどのように貢献できるのか．本章では，医薬品情報の基礎となる添付文書の記載方法，読み方，使い方，さらには添付文書に記載されている薬物動態パラメータの活用事例を紹介します．なお本章では，一般用・要指導医薬品の添付文書の説明は割愛し，医療用医薬品の添付文書について説明しています．一般用・要指導医薬品の添付文書に関しては他の書籍をご参照ください．

1 添付文書の記載内容と考え方

添付文書の基本事項

1 添付文書の概要

　医療用医薬品とは，医師・歯科医師の処方箋もしくは指示によって使用されることを目的として供給される医薬品である．医療用医薬品の添付文書は，患者の安全を確保し，医薬品の適正な使用を図るために，医師，歯科医師，薬剤師等の医薬関係者に対して必要な情報を提供する目的で当該医薬品の製造販売業者が作成する公的文書である［医薬品，医療機器等の品質，有効性及び安全性の確保等に関する法律（薬機法）第52，53，54条］．添付文書の記載要領は，2017年の「医療用医薬品の添付文書等の記載要領について」（薬生発0608 第1号厚生労働省医薬・生活衛生局長通知）の改正を受け，2019年4月から施行された（経過措置期間は5年）．すなわち，2024年3月末までに，すべての添付文書を新しい記載要領に基づき作成・改訂することになっている（**図2.1**）．ところで，近年，使用頻

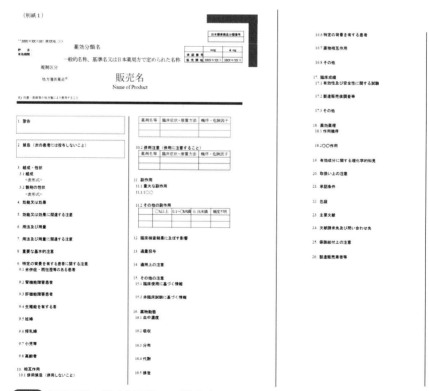

図2.1 添付文書の様式と記載項目（薬生安発0608第1号）

表2.1 「特定の背景を有する患者に関する注意」の項目

項　目	内　容
合併症・既往歴等のある患者	合併症, 既往歴, 家族歴, 遺伝的素因など
腎機能障害患者	クレアチニンクリアランス 推算糸球体ろ過量(eGFR)など
肝機能障害患者	Child-Pugh 分類など
小児	・新生児：出生後4週未満の児 ・乳児：生後4週以上, 1歳未満の児 ・幼児：1歳以上, 7歳未満の児 ・小児：7歳以上, 15歳未満の児
高齢者	65歳以上

度が増加している後発医薬品の添付文書では,「組成・性状」が先発医薬品の添加物と異なる場合, および「効能・効果」「用法・用量」が同一でない場合,「薬物動態」に生物学的同等性試験結果が記載されている. ここで,「警告」は, 致死的または極めて重篤かつ非可逆的な副作用が発現する場合, もしくは副作用発現の結果, 極めて重大な事故につながる可能性があって, 特に注意を喚起する必要がある場合に記載される.「禁忌」は, 原疾患, 合併症, 既往歴, 家族歴, 体質, 併用薬剤等を考慮した際に, 投与することを控えるべき患者が記載される. 新記載要領では従来の「原則禁忌」や「慎重投与」は削除され,「特定の背景を有する患者に関する注意」に包括された(**表2.1**).

2 添付文書の電子化

　薬機法が改正され(薬機発第0730002号), 2021年8月以降, 医薬品に同梱されていた紙媒体の添付文書は原則として廃止されることなり, 今後は電子的な方法で閲覧することが基本となった[※1]. したがって, 医薬品の包装・容器に付与されているバーコードまたは二次元コードをスマートフォンやタブレットのアプリケーションなどを使って読み取り, その情報をもとにインターネットを経由して最新の添付文書にアクセスすることで, 電子的に添付文書の情報を閲覧する. 添付文書が電子化されることで, 最新の医薬品情報を常に検索可能となる. さらに, 医薬品の箱・容器に付与されているバーコードなどを読み取ることで, 電子化された添付文書のほかに関連文書も閲覧することが可能となった(**表2.2**)[1].

3 医薬品インタビューフォームの概要

　医薬品インタビューフォームとは, 添付文書などの医薬品情報を充足し, 薬物治療に携

※1　一般用医薬品等の消費者が直接購入する製品は, 引き続き紙の添付文書が同梱される. この添付文書の電子化は医療用医薬品, 医療機器, 体外診断用医薬品に適用される.

表2.2 電子情報として表示される医薬品情報

品　目	閲覧可能な情報
医療用医薬品 （医療従事者向け）	電子化された添付文書，患者向医薬品ガイド／ワクチン接種を受ける人へのガイド，インタビューフォーム，医薬品リスク管理計画（RMP），RMP資材，改訂指示反映履歴および根拠症例，審査報告書／再審査報告書／最適使用推進ガイドライン
医療用医薬品 （一般の方向け）	患者向医薬品ガイド／ワクチン接種を受ける人へのガイド，くすりのしおり，RMP資材（患者向け），重篤副作用疾患別対応マニュアル
医療機器	電子化された添付文書，改訂指示反映履歴，審査報告書／再審査報告書，緊急安全性情報
体外診断用医薬品	電子化された添付文書，緊急安全性情報，安全性速報，医薬品の適正使用等に関するお知らせ
再生医療等製品	電子化された添付文書，改訂指示反映履歴，審査報告書／申請資料概要／最適使用推進ガイドライン，緊急安全性情報，安全性速報

（文献1より引用，一部改変）

わる医療従事者にとって日常業務に必要な以下の情報が集約された総合的な個別の医薬品解説書である[2].

▶ 医薬品の品質管理のための情報

▶ 処方設計のための情報

▶ 医薬品の適正使用のための情報

▶ 調剤のための情報

▶ 薬学的な患者ケアのための情報　など

　記載要領は日本病院薬剤師会が策定し，製薬企業に作成・提供を依頼している．以前は紙媒体の冊子として，薬局・病院へ提供されていたが，現在はPDFなどの電子的データとして提供することが原則となった．すなわち，添付文書に主要な改訂が行われた場合は，改訂の根拠データを追加した医薬品インタビューフォームが電子情報として速やかに提供されるようになった．最新版の医薬品インタビューフォームは，医薬品医療機器総合機構の医療用医薬品情報検索のページ（http://www.pmda.go.jp/PmdaSearch/iyaku-Search/）にて入手可能である．また，医薬品インタビューフォームは原則として投与経路ごとに作成されている．

4 添付文書と医薬品インタビューフォームの違い

　添付文書と医薬品インタビューフォームには記載されている医薬品の情報量に大きな違いがある．添付文書に記載されていない非臨床試験（動物実験データなど）の情報，透析（一部添付文書に記載されている医薬品もある）や配合変化など薬剤師業務に不可欠な医薬品情報を中心に補完されている．もし，添付文書に期待する医薬品情報が記載されていない

表2.3 添付文書に記載なく，医薬品インタビューフォームには記載されている項目

項　目	内　容
医薬品概要	開発の経緯，製剤的特性
有効成分	安定性，確認試験法
製剤	他剤との配合変化 （特に注射剤）
非臨床試験	毒性試験

場合は医薬品インタビューフォームも活用していただきたい（**表2.3**）[3]．

Evidence- based medicine（EBM）と医薬品情報

　疾病の治療を受けるすべての患者は，一人ひとり違うということを認識し，私たち医療従事者はできる限り患者個人に合わせた治療を行ってきた．実際に添付文書に記載されている画一的な用法・用量では，ある患者群には大変効果のある医療ではあるが，その他の患者には効果が希薄となることもある．患者の年齢，体重，既往歴，家族歴，臨床検査値，遺伝子，生活環境，喫煙・飲酒およびライフスタイルに関する個人ごとの違いを考慮した予防法や治療法を確立し，患者個人の体質や病気の特徴にあった治療を行うためには，科学的根拠（evidence-based medicine：EBM）に基づく医療を患者に提供することが必要となってきている．EBMを実践する上では5つの一連のstepが重要である[4]．

Step 1	患者の問題や治療に関する疑問の定式化
Step 2	問題，疑問についての情報検索
Step 3	情報の批判的吟味
Step 4	情報の患者への適用
Step 5	Step1 〜 4の評価

本書もこのstepに則った章立てがされており，EBMを基盤とした個別化投与と臨床薬物動態の考え方をすでに理解している読者も多いと推察する．

Step 1	個別化投与に関する疑問
Step 2	臨床薬物動態の情報探索
Step 3	臨床薬物動態に関する情報の吟味
Step 4	薬物動態パラメータの薬物治療への適用
Step 5	個別化投与に関する総合的な評価

医薬品情報は薬物動態学以外にも薬理学，生理学，生化学，有機化学および物理化学な

ど自然・生命科学が基礎となる．医学・薬学を学業として修めた初学者は，これらの情報を縦割り構造で理解しているかもしれないが，添付文書に記載されている内容はどれも重要な情報であることを再認識してほしい．また，臨床ではEBMが明らかになっていない場合もある．それでも今ある医薬品情報を最大限に有効利用し，臨床現場で解決すべき問題や課題に取り組めるように本書を読み進めていただきたい．

薬物動態を読み解くコツ

添付文書には多くの臨床薬理に関する基本的情報が記載されている．臨床薬理とは，薬物動態の分野を含む領域で，目の前の患者に必要な薬をどう使うかというヒントを与えるものである．ここでは，添付文書（**図2.1**）の臨床薬理に関する記載で特に重要なセクションである「16. 薬物動態」について解説する．

1 血中濃度

「16. 薬物動態」には薬物動態の基本的情報が要約される．「16.1 血中濃度」では，多くの場合，健康成人に代表される第Ⅰ相臨床試験での薬物動態成績が記載されるが，最近は後期臨床試験に参加した患者からも血中濃度データを得ることが多く，適応患者のデータを併せて提供することも通常となってきている．単回および/または反復投与時の血中濃度推移図と合わせて薬物動態（PK）パラメータが提示され，投与経路が複数の場合（例えば，経口，静脈内注射，筋肉内注射，皮下注射など）には，それぞれの投与経路について情報が提示される．

記載されるPKパラメータの多くが最高血中濃度（C_{max}）とその到達時間（T_{max}），血中濃度曲線下面積（AUC），および血中濃度が半分となるのに要する時間を示す消失半減期（$t_{1/2}$）である．また，ある一定間隔で反復投与（例えば，1日1回や2回など）すると，次の投与までに薬物が体内から消失しきれない場合には薬物が徐々に蓄積されるが，ある時期に体内に入る薬物量と消失する薬物量が等しくなり，それ以上蓄積しない一定の濃度推移を示す定常状態と呼ばれる状態となる．この定常状態時のC_{max}やAUCも記載され，特にAUCに関しては投与間隔でのAUC（例えば，1日1回であれば，投与後24時間までのAUC）が示されることが多い．その他，反復投与に関しては，定常状態時の最低濃度であるトラフ濃度や薬物の体内での蓄積の指標となる累積係数（蓄積率）が提示されることも多い（**図2.2**）．

C_{max}やAUCと用量との関係についてもよく記述される．用量の増減と比例してC_{max}やAUCが増減する場合にはC_{max}やAUCが線形性[5, 6]を示す旨，記述される．一方，そのような記述がない，もしくは非線形であることが示されている場合には，目安として臨床用量付近で用量が半分になったら，もしくは2倍になったら，あるいは添付文書上の減量・増量規定に合わせたらC_{max}およびAUCはどの程度減少するのか，もしくは増加するのか確認しておくことを勧める．C_{max}やAUCは用量の増減に合わせて増減し，体内の薬物量

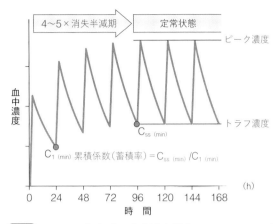

図2.2 くり返し投与時の血中濃度推移とPKパラメータ

がどの程度増えるか減るか，直感的に理解できるパラメータであることも，添付文書にほぼ必ず記載される理由であろう．また，このようにC_{max}やAUCと用量との関係を理解しておくことで，有効性や安全性に応じて用量を適時増減する薬剤の過度な血中濃度の低下や上昇を防ぐことにつながる．

　次いでよく示されるPKパラメータとしては，単位時間あたりに薬物を除去できる血液量，すなわち薬物の除去能力を示す全身クリアランス（CL）や組織移行性の参考となる分布容積（V_d）などがある[7]．薬物動態を扱う薬剤師にとっては，これらも先のPKパラメータと同様に重要なパラメータであるが，C_{max}やAUCのように用量の増減と体内の薬物量との関係を直感で理解しやすいパラメータではないため，必ずしも馴染みやすいパラメータではないようである．なお，用量に対して薬物動態が線形性を示す場合，CL，V_d，$t_{1/2}$の値は用量が異なっても用量間で理論上一定となる．

　後発品の場合，このセクションには生物学的同等性試験[8]の成績（先発品と後発品の血中濃度とPKパラメータ）が提示され，上記の一部と後述の情報は省略される場合が多い．

2　吸　収

「16.2　吸収」では，主に吸収率や生物学的利用率（BA：バイオアベイラビリティ）[6,7]，または食事の影響について記載される．経口剤などで吸収率やBAが低いと注意が必要な場合がある．例えば，吸収率が20％であったとして何かの拍子にすべて（100％）吸収されると，数値上はAUCが5倍まで跳ね上がる可能性がある．何かの拍子とは，例えば経口剤の吸収器官である胃腸などにおいて，患者の状態や疾病，基礎疾患の治療薬による臓器障害によって吸収が変わる可能性がある．

　食事の影響については，臨床薬理試験において市販用製剤かもしくはそれと同様と考えられる製剤にて食事の有無でのAUCやC_{max}の変化を検討する[9]．臨床的に食事の影響がない場合には，食事とは関係なく投与が可能である旨，記述される．食事によりC_{max}やAUCが大きく減少もしくは増加する場合には，安定した有効性や安全性を求めるために，

空腹時や食後の服薬など，食事により服薬のタイミングが制限されることがある．食事に関連して誤った服薬のタイミングで影響するのは有効性なのか，安全性なのか見当をつけることができる．

3 分　布

「16.3 分布」では，多くの添付文書でV_dの情報が記述されている．V_dは組織移行性の把握には重要なパラメータである．例えば，抗体製剤などは分子量が大きいタンパクであり，血管外に広く分布しないことが想像されるが，実際に体重60kgあたり4〜5Lの血液容積を少し超えるぐらいのV_dを示すことが多く，投与した薬物の大半が血液中に留まっていることを示している[10, 11]．

また，このセクションでは非臨床の*in vitro*試験結果であるタンパク結合率の情報が提供される．薬物はタンパクと結合していない遊離している状態で薬理作用を発揮する．タンパク結合率は，タンパクに結合していない遊離している薬物がどの程度かを示す指標であり，どのタンパク（例えばアルブミン）に結合しているのかも合わせて情報提供される場合が多い．肝機能障害での血漿アルブミン低下やより高いタンパク結合率を示す薬物との置換などにより非結合形薬物の割合が増えるなど，疾病や他薬物との相互作用の可能性を考える際に有用な情報となる[6, 7]．

4 代　謝

「16.4 代謝」では，薬物が基質となるシトクロムP450（CYP）に代表される代謝酵素の同定，特定の代謝酵素の誘導や阻害作用についての情報が提供される[12]．さらに，放射性同位体を標識した薬物を投与するマスバランス試験では，生体試料中の放射能量，濃度，および放射能が検出される化合物の構造を評価することで，特に吸収，代謝，排泄に関するヒトでの情報が得られる．このマスバランス試験を含めた臨床試験の試料から同定された代謝物について，定量的な情報も含めて記載される．ここの情報から，肝代謝型の薬物なのかどうか，薬物動態学上の薬物相互作用で注意すべき点がないかどうか，のヒントを得ることができる．

5 排　泄

「16.5 排泄」で提供されるPKパラメータとして，$t_{1/2}$，CLなどがあり，特に，腎排泄型の薬物の場合には腎クリアランスの情報も提供される．また，マスバランス試験[6]において放射性同位体を標識した薬物を投与して得られた尿や糞便中への排泄率や，その際の未変化体または代謝物の割合が記述されることが多い．「16.4 代謝」との情報を合わせることで，薬物が腎排泄型か肝代謝型なのか，理解することができる．このような情報は，後述の腎機能障害者，肝機能障害者における情報提供とリンクする．

6 特定の背景を有する患者

「16.6 特定の背景を有する患者」では，腎機能障害者，肝機能障害者，小児，高齢者など，

特定の背景を有する被験者を対象とした臨床試験のPK成績が提供される[6]．特に，腎や肝機能障害者の臨床試験の実施は，肝代謝や腎からの排泄が薬物の消失にどの程度寄与するのか（肝代謝型か腎排泄型か）で決定される．また，これら試験では少数例で実施されることが多く，かつ適応症の基礎疾患を有する患者での試験とは限らない．言い換えると，臓器障害がPKに及ぼす影響を基礎疾患の病態の影響なく可能な限り純粋に評価できるということである．腎および肝機能障害者試験では，対照となる腎または肝機能正常者と軽度，中等度あるいは重度の障害者とPKパラメータを比較する．なお，腎障害者の場合には，血液透析者での評価を行う場合がある．薬物が透析のフィルターなどで消失するケースもあるので，その情報の有無には注意したい．

　小児では成人との比較となり，高齢者では若年者との比較となる．それらの比較の結果，曝露量（C_{max}やAUC）が増加し，用法・用量に調整が必要な場合，「9. 特定の背景を有する患者に関する注意」に情報提供される．用法・用量の調整が必要かどうかの判断，またその程度の調整が必要かは，曝露量の治療域がどの程度かに依存する．近年では図2.3に示すような曝露量（または投与量）と有効性や安全性の関係（E-R関係）がファーマコメトリクスや臨床薬理の分野でよく検討されており，これを基に規制当局とも議論され，決定されることも多い[13]．この情報は添付文書には記載されず，申請資料によく記述されている．

7 薬物相互作用

　「16.7 薬物相互作用」では，まずCYPに代表される代謝酵素や薬物の分布に関連するトランスポーターなどに対して薬物が阻害または誘導作用を示すかどうか，*in vitro* 試験の成績が記載される[6]．また，胃内pHに依存して薬物の溶解度が大きく変化する場合にも情報が提供される場合がある．これらの情報を基に，薬物動態学上の薬物相互作用を臨床試験で検討する．また，それとは別に薬力学（PD）上の相互作用が想定される場合や，適応症の治療で併用が想定される薬物との相互作用も，臨床試験で検討される場合がある．これら臨床試験成績はこのセクションで提供される．さらに，これらの成績を基に，E-R関係（図2.3）を考慮しながら，併用禁忌，併用注意，用法・用量の調整などが決定され，「10. 相互作用」に記載される．

　「16.7 薬物相互作用」ではPKやPDの変動の有無にかかわらず臨床成績が記載されるが，「10. 相互作用」では臨床試験でPKやPD上に臨床上の影響がみられないと判断された併用薬の記述は除外される．なお，一部例外として，作用機序が同じもしくはかなり類似している類薬があり，かつ類薬の併用情報がより保守的であった場合，必要に応じて臨床試験の有無にかかわらず類薬の情報と一貫させて「10. 相互作用」に同じ情報を提供する場合がある．これは，薬剤師が臨床現場で類薬との取り扱いに混乱をきたさないようにする処置だと思われる．

　また，相互作用の項はほかと違い，市販後も随時アップデートされるセクションでもある．他の臨床開発で併用試験が実施され，併用禁忌や注意として承認されると，その新たな知見を盛り込み，更新する必要があるからである．

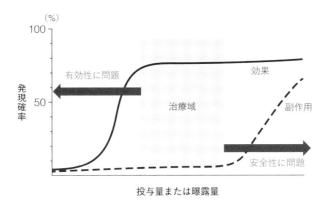

図2.3 投与量または曝露量と有効性および安全性との関係の概略図

　患者の中には，適応症を基礎疾患としつつも，腎障害や肝障害など他疾患との合併症に加え，相互作用試験のような1剤での併用ではなく多剤併用する場合もある．また，薬物によっては適時増減といった用法・用量を推奨している場合もあり，臨床現場で用法・用量の設定に悩むことも多いと思われる．その際には，この薬物動態に関連するセクションを理解することで，添付文書に記載されていない患者の状況に対して適切な用法・用量を選択する，あるいは選択された用法・用量の妥当性を探る一助となるであろう．

▶文献
1) 医薬品医療機器総合機構：添付文書の電子化について．Webpage URL：〈https://www.pmda.go.jp/safety/info-services/0003.html〉
2) 薬学編集委員会編：理工系の基礎　薬学，丸善出版，2018.
3) 上村直樹ほか編：医薬品情報学，第2版，化学同人，2017.
4) 大場延浩：クリニカルクエスチョン医薬品情報学，京都廣川書店，2020.
5) 橋本敏夫ほか：臨床薬理試験における薬物動態の線形性に関する統計学的評価．薬物動態，16：244-252，2001.
6) 臨床薬物動態試験・薬物相互作用ガイドライン検討班編：医薬品の臨床薬物動態試験，じほう，2003.
7) 樋口駿監訳：ウィンターの臨床薬物動態学の基礎—投与設計の考え方臨床に役立つ実践法，じほう，2013.
8) 厚生労働省：後発医薬品の生物学的同等性試験ガイドライン等の一部改正について，令和2年3月19日付薬生薬審発0319第1号，2020.
9) 厚生労働省：医薬品の臨床薬物動態試験について，平成13年6月1日付医薬審発第796号，2001.
10) 菅野強：臨床薬物動態理論の応用，医薬ジャーナル社，1998.
11) Keizer RJ, et al：Clinical pharmacokinetics of therapeutic monoclonal antibodies. Clin Pharmacokinet, 49：493-507, 2010.
12) 厚生労働省：薬物相互作用の検討方法について，平成13年6月4日付医薬審発第813号，2001.
13) 緒方宏泰編：医薬品開発における臨床薬物動態試験の理論と実践，丸善出版，2004.

2 実際に使ってみよう！ 薬物動態パラメータの活用事例

1 メロペネムの投与設計の考え方（成人）

薬剤師Aは後輩の薬剤師より次のような相談を受けました．症例は90歳の男性，体重35kg，クレアチニンクリアランス（CLcr）30mL/min．基質特異性拡張型 β -ラクタマーゼ(extended-spectrum β -lactamase：ESBL)産生大腸菌に起因する敗血症を罹患しています．この症例にメロペネム（MEPM）を1回1g，1日2回投与を提案しようと思います．この場合の投与量設計は妥当でしょうか．この回答におけるヒントとして，以下のように添付文書（メロペン®）に記載されています（表2.4，2.5）[1]．

表2.4 健康成人に単回投与（30分点滴静注）した際の薬物動態学的パラメータ

投与量 （例数）	C_{max} （μg/mL）	$t_{1/2}$ (h)	AUC （μg・h/mL）	CL_t[*1] (L/h)	CL_r[*2] (L/h)
0.25g（6例）	15.8	0.98	16.3	16.27	9.60
0.5g（6例）	26.9	1.03	33.9	14.88	9.44
1g（6例）	53.1	1.02	58.0	17.46	10.50
2g（6例）	131	0.92	170	12.01	測定せず

＊1：血漿クリアランス，＊2：腎クリアランス

表2.5 腎障害のある患者における薬物動態パラメータ（0.5gを30分点滴静注）

CL_{cr}[*1] （mL/min）	$t_{1/2}$ (h)	AUC （μg・h/mL）	CL_t[*2] (L/h)	CL_r[*3] (L/h)
≧50（4例）	1.54	36.6	14.64	7.61
30～50（4例）	3.36	74.6	7.67	2.78
≦30（5例）	5.00	186.8	2.99	0.92

＊1：クレアチニンクリアランス，＊2：血漿クリアランス，＊3：腎クリアランス

（メロペン®添付文書より作成）

 MEPM 1回1g，1日1回 または1回0.5g，1日2回が1案と考えられます．

　添付文書に記載された薬物動態パラメータからおおよその個別化投与設計ができます．一般的に，日本人の健常成人（男性）の平均体重（Wt）は70kg程度です．30分の点滴時間

は加味せず，瞬時投与と仮定すると，**表2.4**から下記の式でおおむねこの薬物の特性がわかります．

$$C_{target}\,(C_{max}) = Dose/V_d \qquad\qquad\qquad （式2.1）$$

$$t_{1/2} = In2/k_e = 0.693 \times V_d/CL_t \qquad\qquad （式2.2）$$

投与量が0.5g（＝500mg）のときC_{max}は26.9μg/mL（＝26.9mg/L）ですので，**式2.1**から

$$26.9\,(mg/L) = 500\,(mg)\,/\,V_d$$

$$V_d ≒ 18.6\,(L)$$

ただし，点滴静注を考慮していない**式2.1**に対して30分点滴のPKデータを用いていることに注意してください．そのため本来は，単回静注ではC_{max}はもう少し高い値であるため，V_dの値は低くなることに留意してください．

ここでは**式2.2**を用いることでより真値に近い値が得られると考えられます．投与量が0.5gのときのPKパラメータを用いて，**式2.2**から

$$1\,(h) = 0.693 \times V_d\,/14.9\,(h)$$

$$V_d ≒ 21.5\,(L)$$

前述したように，健常成人のWtを70kgと仮定し，得られたVdを補正してみると

$$V_d/70kg = 18.6\,(L)\,/70\,(kg) ≒ 0.27L/kg$$

$$V_d/70kg = 21.5\,(L)\,/70\,(kg) ≒ 0.31L/kg$$

両式から算出された0.27と0.31の違いは臨床的には誤差範囲内と考えられます．さて，感染症治療を考える上で，細胞内寄生菌などは例外ですが，一般的な細菌感染は細胞外で感染が成立しています．ここで，ヒトの細胞外液は体重の20％程度であることを考慮すると，本剤の分布（0.27〜0.31L/kg）は細胞外液（体重の20％）＋α ⇒（0.2〜0.25×Wt＋α）となります．参考までにアミノグリコシドの分布容積は0.25×Wtでほぼ説明できます．なお，感染症（肺炎，敗血症，熱傷など）すなわち病態によって，体重あたりの分布容積が相対的に大きくなりうる[2]ことや，高齢者の場合，体重あたりの水分量が減少するため分布容積が小さくなることに留意してください．

ここで本患者の投与設計に移ります．**表2.4**から用量依存的にC_{max}は上昇することがわかります．1g投与の場合，C_{max}は53.1μg/mLです．本稿では健常成人の体重を70kgとして取り扱っています．患者のWtが35kgなので，比例計算でC_{max}は100μg/mL程度と推算されます[※2]．腎機能がCLcrで30mL/minの場合，消失半減期は5時間であることか

※2　体重あたりの投与量が1g/70kgのときC_{max}は53.1mg/Lであり，体重35kgの患者では体重あたりの投与量が1g/35kgと2倍になり，C_{max}に用量比例性が確認されている場合はC_{max}も2倍になることから，$C_{max} = 53.1mg/L \times 2$で約100mg/L（μg/mL）と推算される．また，異なる考え方として体重あたりの分布容積が0.27L/kgであることから，体重35kgでは分布容積は約10Lとなり，投与量1gのときのC_{max}は1,000mg/10Lで約100mg/L（μg/mL）と推算される．

ら（**表2.5**），1g単回投与した場合には24時間後（5半減期）でも3μg/mL程度となります．微生物の菌種と抗菌薬で適切なPK/PDパラメータ（値）は異なるものの[3]，安全性を加味した上で，Time above MIC（T > MIC）[※3]が100％近い値が推算されれば，根拠に基づいた投与設計であると言えます．グラム陰性桿菌（ESBL産生大腸菌）に対するカルバペネム系抗菌薬の最小発育阻止濃度（MIC）が1μg/mLという検査結果であった場合，臨床的には多少厄介な細菌と言えます．通常，初期投与設計ではMEPMのESBLに対するMICは0.5μg/mL以下を想定しています．上述のように，1gを1日1回投与の場合，トラフ（投与24時間後）で2.5μg/mLですから，MICを1μg/mLとしてもT > MICは100％になります（MEPMのタンパク結合率は2％程度ですので，体内ではほとんどのMEPMは，薬理作用を示すタンパク非結合形として存在しています）．なお，感染症治療上，重要なことは，薬剤感受性試験の結果は通常の細菌であれば2〜3日で結果が判明することから，その結果を参考に他剤変更も含め再投与設計をすることです．

　以上を踏まえ，本患者では，MEPM 1回1g，1日1回 または1回0.5g，1日2回が初期個別化投与設計として考えられます．くり返しますが，敗血症性ショックや髄膜炎など，重症例や難治例では，生命維持に関わる重篤な病態であり，医師と相談の上，積極的な投与設計が必要になります．

　別途，添付文書[※4]の腎機能別の投与量と投与間隔の記載を参照してください．投与間隔については，一般的な考え方として，消失半減期の1.5〜2倍程度を目安にすることで臨床的には迅速な投与設計が可能となります．

② メロペネムの投与設計の考え方（小児）

薬剤師Aは後輩の薬剤師より次のような相談を受けました．症例は6歳の男児，体重30kgでCLcr 90mL/min，ESBL産生大腸菌に起因する敗血症を罹患しています．この症例にMEPMを1回0.5g，1日3回投与を推奨しようと思います．この場合の投与量設計は妥当でしょうか．この回答におけるヒントとして，以下のように添付文書（メロペン®）に記載されています（**表2.6，2.7**）[1]．

※3　Time above MIC（T > MIC）とは定常状態におけるMIC以上の薬物濃度が維持される時間に対する投与間隔の比（12時間間隔で投与している場合は母数12時間のうち，MIC以上の薬物濃度を維持している時間の比）で算出され，時間依存的な抗菌作用と短い持続効果が治療効果と相関する．代表的な抗菌薬はペニシリン系薬やセファロスポリン系薬であり，各抗菌薬で目標とするT > MIC値が推奨されている．点滴時間を延長する，1日2〜3回に分割した用法・用量などが設定されている．

※4　メロペン®の添付文書には，CL_r（腎クリアランス）が掲載されている．基本的な薬物動態学の知識として，全身クリアランス（CL_t，表中では「血漿クリアランス」と表示されている）は薬物の消失に関与している臓器のクリアランスの総和で表現される関係が成り立っている．

表2.6 小児一般感染症患者の薬物動態パラメータ（投与条件：30分点滴静注）

投与量 （例数）	C_{max} （μg/mL）	$t_{1/2}\beta$ （h）	$AUC_{0-\infty}$ （μg・h/mL）
10mg/kg（6例）	23.34 ± 0.96	0.97 ± 0.03	21.91 ± 2.42
20mg/kg（36例）	47.65 ± 1.70	0.99 ± 0.04	46.83 ± 6.04
40mg/kg（8例）	97.33 ± 5.22	1.01 ± 0.04	101.55 ± 14.29

表2.7 小児一般感染症患者における母集団薬物動態パラメータ

パラメータ	推定値±標準誤差	CV %
クリアランス（L/h/kg）	0.428 ± 0.0151	－
中心コンパートメントの分布容積（L/kg）	0.287 ± 0.0181	－
コンパートメント間クリアランス（L/h/kg）	0.0452 ± 0.0203	－
末梢コンパートメントの分布容積（L/kg）	0.0537 ± 0.0127	－

（メロペン®添付文書より作成）

回答例　MEPM 1回0.5g，1日3回（30分点滴静注）は妥当な提案と考えられます．

　今回，成人とPKを比較するために同様な感染症症例を小児で提示しました．まず成人と異なる点は，小児では2-コンパートメントモデルによる母集団薬物動態解析結果が示されていることです．結論から言うと，成人と小児で体重あたりの薬物動態パラメータに大きな差はないことが添付文書上からも判断できます．表2.6では成人同様に小児でも用量依存的にC_{max}は比例関係であることがわかります．また，表2.6（小児）と表2.4（成人）を比べると消失半減期に大きな相違はありません．表2.7をみると，中心コンパートメントの体重あたりの分布容積0.287L/kgとあり，末梢コンパートメントの体重あたりの分布容積0.0537L/kgを鑑みても，成人で記述した見かけ上の体重あたりの分布容積と大きな相違はないと判断できます．本患者の体重から表2.6を参考に1回0.5gを投与する場合，体重あたりの投与量を計算すると16.67mg/kgとなることから，比例計算でC_{max}は40μg/mL程度になります．他方で成人同様に，式1から1回0.5gを投与する場合のC_{max}を算出すると，500mg/（0.29L/kg × 30kg）＝ 60mg/L（μg/mL）程度になります．消失半減期を1時間として，7～8時間後（7～8半減期）では約0.23～0.47μg/mL（＝ 60mg/L × $1/2^8$ ～ $1/2^7$）程度まで低下していることが推察されます．臨床所見で判断すべきですが，前述した成人同様にMIC値を0.5μg/mL程度として考えても理論上もおおむね問題ない濃度が確保できると考えられます．本患者は添付文書に記載のある投与方法で考えていますが，参考までに，点滴時間の延長，すなわち1時間や2時間点滴にすることで，投与8時間後のMEPMトラフ値をさらに上げることも可能です．

　以上を踏まえ，下記の添付文書の上限を超えないことを念頭に置き，本患者ではMEPM 1回0.5g，1日3回（30分点滴静注）は妥当な提案と考えられます．なお，成人同様に，患者の重症度も含めた評価が必要であることは言うまでもありません．

参考 化膿性髄膜炎以外の一般感染症および発熱性好中球減少症

通常，小児にはMEPMとして，1日30〜60mg（力価）/kgを3回に分割し，30分以上かけて点滴静注する．なお，年齢・症状に応じて適宜増減するが，重症・難治性感染症には，1日120mg（力価）/kgまで増量することができる．ただし，成人における1日最大用量3g（力価）を超えないこととする．

参考 化膿性髄膜炎

通常，小児にはMEPMとして，1日120mg（力価）/kgを3回に分割し，30分以上かけて点滴静注する．なお，年齢・症状に応じて適宜減量する．ただし，成人における1日用量6g（力価）を超えないこととする．

③ 剤形変更による用量換算の考え方

薬剤師Aは後輩の薬剤師より次のような相談を受けました．経口投与が困難となった症例に対して，ビソプロロールフマル酸塩錠からビソノ®テープへの剤形変更を提案しようと思います．この場合，錠剤と貼付剤でどのように用量を変更すべきでしょうか．この回答におけるヒントとして，添付文書に記載されている以下の情報が使えます（**表2.8**）．

表2.8 健康成人に単回投与した際の薬物動態学的パラメータ

投与量	C_{max} （μg/mL）	T_{max} （h）	AUC （μg・h/mL）
ビソプロロールフマル酸塩錠 5mg	23.3 ± 3.8	3.0 ± 0.8	305.0 ± 57.9
ビソノ®テープ 8mg	11.9 ± 4.7	11.0 ± 2.2	335.1 ± 92.3

（ビソプロロールフマル酸塩錠「サワイ」およびビソノ®テープの各添付文書より作成）

 回答例 ビソプロロールフマル酸塩錠2.5mgはビソノ®テープ4mg，同錠5mgはビソノ®テープ8mgに相当します．

添付文書に記載された経口剤と貼付剤の投与量およびそれに関連するC_{max}，T_{max}は製剤間で異なりますが，ビソプロロールフマル酸塩の曝露量（AUC）はほぼ同じ値を示しています．すなわち，AUCを用いることで，ビソプロロールフマル酸塩の錠剤・貼付剤の用量換算比として，おおよそ「錠剤 5mg ≒ 貼付剤 8mg」と考えることができます．また，ビソノ®テープの添付文書には臨床成績として**表2.9**に示すデータが示されており，ビソプロロールフマル酸塩錠5mgはビソノ®テープ 8mgに相当する薬理作用を有することが証明されています．ただし，ビソノ®テープは規格により適応症が異なりますので，用量換算の際には注意してください．

表2.9 本態性高血圧症患者に対する降圧効果

			ビソノ®テープ8mg	ビソプロロールフマル酸塩錠5mg
解析対象例数			184	182
トラフ時坐位血圧（mmHg）	拡張期	治療前値	99.9±3.9	99.9±3.8
		変化値	−12.1±8.6	−11.8±9.4
	収縮期	治療前値	150.9±9.9	151.3±9.9
		変化値	−13.5±13.8	−12.9±14.6

（ビソノ®テープ添付文書より引用）

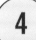 **腎機能低下時の投与量調整の考え方**

　ピルシカイニド（サンリズム®）カプセルを服用している患者が，服用開始から数年後に入院してきました．以前と比べて腎機能の指標であるクレアチニンクリアランス（CLcr）が85mL/minから48mL/minに低下していました．薬剤師Aは投与量（150mg/日）調整の必要性について担当医より相談されました．この場合，どのように投与量を調整するべきでしょうか．この回答におけるヒントとして，添付文書に記載されている以下の情報が使えます（**表2.10**）．

表2.10 ピルシカイニド単回経口投与時における腎機能障害患者での薬物動態パラメータ

	CLcr ≧ 80	80 > CLcr ≧ 50	50 > CLcr ≧ 20	20 > CLcr
T_{max} (h)	3.1±0.6	2.7±0.8	3.1±0.8	3.8±0.7
C_{max} (μg/mL)	0.41±0.08	0.46±0.03	0.51±0.05	0.63±0.05
$t_{1/2}$ (h)	3.4±0.2	5.7±0.3	9.3±1.1	23.7±2.0
V_d (L/kg)	1.48±0.19	1.46±0.11	1.70±0.15	1.46±0.11
CL_{tot} (mL/min)	280.0±37.5	182.8±11.8	123.4±19.3	28.8±4.6

平均±SE

（サンリズム®カプセル添付文書より引用）

 副作用回避の観点から，ピルシカイニドの投与量を150mg/日から75mg/日へ減量することが推奨されます．

　ピルシカイニドは腎排泄型の薬物であり，腎機能に応じて投与量調整をします．添付文書から，全身クリアランス（CL_{tot}）はCLcrに比例して変動し，CLcr ≧ 80mL/minを基準として＜50mL/minではおよそ1/2倍，＜20mL/minではおよそ1/7倍にCL_{tot}は低下しますので，薬物濃度が過度に上昇しないよう，投与量を同程度減量することが必要と考えられます（投与量＝クリアランス×薬物濃度）．すなわち，本症例の腎機能を考慮すれば，

投与量を150mg/日の半分量である75mg/日へ減量することが適切です．なお，ピルシカイニドのように過量時に致死的または重篤な有害反応を呈する場合には，投与量調節基準の境界域付近においても，減量を十分考慮すべきです．

5 食事の影響を受けやすい薬物への対応

薬剤師Aは，ある患者の持参薬を確認した際に，食後服用として処方されたメナテトレノン（グラケー®）カプセルを他薬の服用タイミングに合わせて食前に服用していることに気がつきました．この場合，用法を食後服用へ変更するよう服薬説明すべきでしょうか．この回答におけるヒントとして，添付文書に記載されている以下の情報が使えます（**図2.4**）．

投与方法	C_{max} （ng/mL）	t_{max} （h）	AUC （ng・h/mL）
絶食下投与	32.3 ± 18.2	4.3 ± 1.2	165.00 ± 73.54
摂食下投与	354.0 ± 165.0	3.3 ± 1.5	1,114.50 ± 227.86

Mean ± SD, $n = 3$

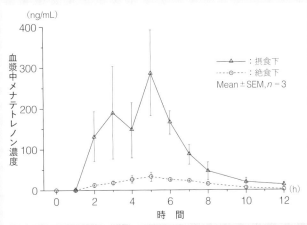

図2.4 絶食下または摂食下におけるメナテトレノン服用時の血中濃度推移

（グラケー®カプセル添付文書より引用）

 回答例 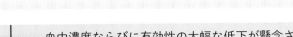 血中濃度ならびに有効性の大幅な低下が懸念されるため，メナテトレノンを食後服用するよう患者説明が必要です．

　添付文書に記載されたAUC（ng・h/mL）から，絶食下ではメナテトレノンの血中濃度はおよそ85％減少することがわかります．そのため，現状の食前服用では適切な有効性を得ることができませんので，食後服用への変更を丁寧に説明する必要があります．この

ように，薬物によっては体内動態に及ぼす食事の影響が非常に大きい場合がありますので，適宜，添付文書を確認しながら服薬説明に活かすことが重要です．

6 イブプロフェンが高度な黄疸のある患者に禁忌の理由

薬剤師Aは新生児集中治療管理室（NICU）の担当になった研修医から次のような質問を受けました．新生児動脈管開存症のある患児に対して，イブプロフェン（イブリーフ®）を投与しようと準備していますが，添付文書に禁忌として「高度の黄疸のある患者」と記載があるのはなぜでしょうか？

 イブプロフェンとビリルビンがアルブミンとの結合に対して競合的に働き，アルブミンに結合できなかったビリルビンの血中濃度が上昇して黄疸を悪化させるからです．

添付文書には「高度の黄疸のある患者［ビリルビンの血中濃度が上昇し，黄疸が悪化するおそれがある．］」と記載されています．同じく薬物動態の項に「3．タンパク結合率：新生児血漿を用いた *in vitro* におけるイブプロフェンの血漿タンパク結合率は95.0％であった．」と記載されており，引用されている文献[4]では成人のタンパク結合率98.73±0.31％と比べて新生児のイブプロフェンのタンパク結合率94.98±0.39％は低いとされています．しかし，一般的にタンパク結合率は90％を超えると高いとされます．ここで重要なことはビリルビンも血中でアルブミンと結合して肝臓へ運ばれるということです．血中ではイブプロフェンだけでなく，ビリルビンもアルブミンに結合するという現象が生じます．

結論として，高度の黄疸がある患児に禁忌となる理由は，イブプロフェンとビリルビンがアルブミンとの結合に対して競合的に働き，アルブミンに結合できなかったビリルビンの血中濃度を上昇させるからです[5]．このためもともとビリルビンが上昇している黄疸のある患児では，イブプロフェンの投与によりさらにビリルビンが上昇し黄疸が悪化する可能性があるため禁忌となっています．ここで黄疸を悪化させるビリルビンは血清総ビリルビンですが，血清総ビリルビンの上昇は，アルブミンに結合しない遊離ビリルビンにつながり増加した遊離ビリルビンはビリルビン脳症（核黄疸）を発症させます[6]．

なお，早産児における黄疸管理が不十分である現状を鑑みて『早産児ビリルビン脳症（核黄疸）診療の手引き』[6]が発刊されていますので，この手引きも確認してください．

7 プレドニゾロン注射から内服への剤形変更と併用薬の相互作用について

薬剤師Aは小児病棟を担当しています．肺高血圧症を合併して気管切開で呼吸管理中の低出生体重患児を担当しています．呼吸管理にプロカテロール，浮腫の管理にフロセミドを併用していましたが，数日前より喘鳴が出てきました．呼吸も苦しそうであることからプレドニゾロン点滴を開始して，いずれは経口剤に変更する治療方針であることを把握しました．プレドニゾロンの併用と注射剤から経口剤への変更についてアセスメントをしてください．

回答例
プレドニゾロン10mgを点滴している場合，経口剤に移行するなら12mgが妥当です．またプレドニゾロンは尿細管で血清カリウム排泄促進作用があるためフロセミドとプロカテロールとの併用注意があり，血清カリウムのモニタリングは必須です．

プレドニゾロンはさまざまな薬効および副作用を示します．その上，相互作用にも気をつける必要があります．プレドニゾロンは尿細管で血清カリウムの排泄を促進します．さらにフロセミドとプロカテロールもプレドニゾロンとの併用による血清カリウムの低下が考えられますので，血清カリウムのモニタリングは必須です．

また，プレドニゾロン錠のバイオアベイラビリティは，インタビューフォームに82±13％と記載されています．注射投与のバイオアベイラビリティを100％とし，注射から内服への変更の際は，注射の投与量を100/82＝1.2倍した経口剤の投与量になっているか確認してください．

インタビューフォームの代謝の項にはプレドニゾロンの主な代謝酵素はCYP3A4とあり，CYP3A4は生後1週間程度で発現することが報告されています[7]．ここで小児と成人のバイオアベイラビリティを同等としてよいかの問題が残ります．このような臨床の疑問を解決するきっかけとなるよう，本書では4章に臨床研究の進め方についても詳述していますので，ぜひ最後まで読み進めてください．

8 授乳中（後）の薬の服用について

夜勤中に授乳中のお母さんから外線で問い合わせがありました．頭痛が我慢できなかったのでロキソプロフェン（ロキソニン®）錠を飲んだとのことで，これから授乳をしてもよいか尋ねられました．授乳は問題ないでしょうか？

> **回答例**　ロキソニンは母乳への移行が極めて少ない薬剤ですので授乳に問題ありません.

　まずは，ロキソニン®錠の添付文書を確認します．禁忌に「妊娠後期の女性」と記載がありますが「授乳婦」とは記載がありません．次に授乳婦の記載には，ラットでは乳汁中に本剤の移行があったため「治療上の有益性及び母乳栄養の有益性を考慮し，授乳の継続又は中止を検討すること.」とされています．では授乳は中止でしょうか．

　薬物の母乳への移行のしやすさの指標は，①分子量が小さい（< 200），②タンパク結合率が低い，③消失半減期が長い，④脂溶性などが挙げられます．ロキソプロフェンはそれぞれ，①分子量304.31，②タンパク結合率97.0 %，③消失半減期1.25時間，④水溶性（プロドラッグ）とされ母乳には移行しにくい傾向です．

　相対的乳児薬物摂取量[relative infant dose：RID；母乳を介した新生児の摂取量（mg/kg/day）/母親の摂取量（mg/kg/day）× 100]が10 %以下であれば授乳をしても安全とされます．乳汁への移行性についてインタビューフォームには，ヒトにロキソプロフェン60mgを経口投与したとき，1〜6時間後の乳汁中ロキソプロフェン濃度は測定限界（0.02 μg/mL）以下と記載があり，母親の体重を60kg，新生児の哺乳量を150mL/kg/dayとすると，RID = 0.3 %となり服用中でも授乳が可能です．一方，薬物動態パラメータの観点からも授乳の可否を検討できます．前出のインタビューフォームでロキソプロフェン60mgを1回内服した場合のC_{max}は5.04 μg/mL，また消失半減期は1.25時間です．したがって，消失半減期の5倍，つまり最後の投与から6時間以上経過した時間に授乳をする場合，体内のロキソプロフェンの濃度は初期濃度の$\left(\dfrac{1}{2}\right)^5 = \dfrac{1}{32}$（3 %）すなわち0.15 μg/mLとなり，なお安全に授乳できます．

　ただし，産婦人科診療ガイドライン[8]では，少量であっても抗悪性腫瘍薬，放射性ヨウ素，アミオダロン服用中は授乳の中止を検討することを推奨しています．

▶ **文献**

1) 住友ファーマ株式会社：メロペン®添付文書. 2022年4月改訂（第1版）.
2) 浜田幸宏ほか：熱傷・腎障害時の抗MRSA薬の薬物動態. 日本外科感染症学会雑誌, 9：125-135, 2012.
3) JAID/JSC感染症治療ガイド・ガイドライン作成委員会：JAID/JSC感染症治療ガイド2019, pp292-322. ライフサイエンス出版, 2019.
4) Aranda JV, et al：Pharmacokinetics and protein binding of intravenous ibuprofen in the premature newborn infant. Acta Paediatr, 86：289-293, 1997.
5) Soligard HT, et al：Displacement of bilirubin from albumin by ibuprofen *in vitro*. Pediatr Res, 67：614-618, 2010.
6) 「早産児核黄疸の包括的診療ガイドラインの作成」班：早産児ビリルビン脳症（核黄疸）診療の手引き, 2020. Available at：〈https://www.jpeds.or.jp/uploads/files/20200415_birirubin_tebiki.pdf〉
7) Lu H, et al：Developmental pharmacokinetics in pediatric population. J Pediatr Pharmacol Ther, 19：262-276, 2014.
8) 日本産科婦人科学会ほか：産婦人科診療ガイドライン—産科編2020. 2020. Available at：〈https://www.jsog.or.jp/activity/pdf/gl_sanka_2020.pdf〉

3章

よくある誤解に要注意！
薬物動態のピットフォール

　本章は，この本の根幹を成すパートです．臨床では当然のように取り扱われていることでも，解釈次第では，過大な解釈や誤解につながっていることがあります．ミスリードされている臨床薬物動態の知識・解釈について，実臨床で遭遇する場面を想定して理解を深めることを目的としています．臨床薬物動態のセンスを磨きましょう．このため，本章は

・Clinical Question
・Pitfall & Tips
・Take Home Message

で構成しました．

　Clinical Question は症例に対して，臨床薬物動態の側面から質問を受けたという設定です．どのように判断しますか？というアプローチに対して，読者のみなさんはどのように回答するのかを想定してみてください．Pitfall & Tips ではミスリードされている臨床薬物動態の知識・解釈を正すことができるように，図表，数式などを用いてわかりやすく説明しました．Take Home Message では専門的な知識だけでなく，臨床的な側面から注意すべき点や薬物療法の最適化につながるヒントを記載しています．

薬物の分布容積が大きければ
消失半減期は長くなる？

Clinical Question

　分布容積は薬物が投与されたときに見かけ上，血中濃度と等しい濃度で均一に分布すると仮定した体液の容積のことである．分布容積が大きいほど薬物が組織に存在している割合が大きくなり，逆に小さいほど血液循環系に存在していると考えられる．

　そのため，「薬物の分布容積が大きいから消失半減期が長い」などというようなことがしばしばいわれている．しかし，それは本当だろうか？　薬剤師Aは臨床で以下のような疑問をもった．

> 50歳，56kg，生来健康の女性．1週間前より片頭痛の発作予防目的にプロプラノロールを内服中です．また10年以上にわたり喫煙歴があります．服用後発作はなく経過していましたが，数日前より手のふるえが出現しています．プロプラノロールの分布容積は202L（＝体重56kg×添付文書の分布容積3.6L/kg）です．分布容積が大きいと消失半減期は長く，効果も長く持続すると考えます．しかし，添付文書には消失半減期は2時間程度と記載されています．すなわち，10時間後には定常状態に達すると考えてよいですか？　分布容積の大小と消失半減期の長短はどのように考えればよいでしょうか？

Pitfall & Tips

分布容積だけで消失半減期を考えてはいけません

　消失半減期の長短を考える際は，分布容積（V_d）のみならず，薬物の処理能を表すクリアランス（CL）の大小も考慮する必要があることに留意されたい．

$$消失半減期(h) = \frac{0.693}{k_e (/h)} \qquad k_e (/h) = \frac{クリアランス(L/h)}{分布容積(L)}$$

　消失半減期 $= 0.693/k_e$（$= 0.693 \cdot V_d/CL$）であることから，V_dが大きいほど（それに準じて）消失半減期は長くなると考えられるが，一方で，もう1つのパラメータであるCLが

表3.1 薬物動態パラメータの特徴づけ

分　類	分布容積 (V_d)*1	クリアランス (CL)*2	消失半減期	代表例
A	小	大	短	アスピリン
B	大	大	V_dとCLの 相対的な関係に より決定	プロプラノロール， モルヒネ
C	小	小		ワルファリン， フェニトイン
D	大	小	長	ロラゼパム

＊1：大⇒V_d≧50L，小⇒V_d≦20L
＊2：大⇒肝臓/腎臓でのCLと血流速度の比≦30%，小⇒肝臓/腎臓でのCLと血流速度の比≧70%

（文献1，2より作成）

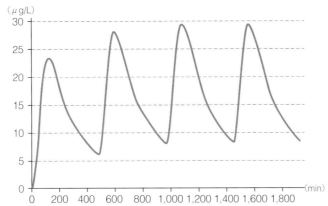

図3.1 プロプラノロールを1日3回反復経口投与したときの血漿中濃度推移のシミュレーション

シミュレーション結果より，12〜20時間（720〜1,200分）で定常状態に達する．
（文献5より引用，一部改変）

　大きい場合，消失半減期は短くなる．すなわち，消失半減期の長短はV_dとCLの相対的な関係から決定される．CLが小さく，V_dが大きい場合では消失半減期は長くなる．逆に，CLが大きくV_dが小さい場合では，消失半減期は短くなる．この考えを基にすると，V_dが大きい薬剤では消失半減期が長くなるのは事実であるが，消失半減期はCLとV_dの相対的な関係に依存するため，V_dだけで消失半減期を考えてはいけない．**表3.1**[1,2]に示すように，プロプラノロールはV_dおよびCLいずれも大きいカテゴリに分類されるが，V_dとCLの相対的な関係から，消失半減期は2時間程度となっている[2]．

　定常状態に達する時間は，当該女性が非高齢者（＜65歳）および通常体重であることを踏まえると，消失半減期の平均値（2.3〜3.9時間）の5倍に相当する12〜20時間後と考えて差し支えないだろう[3,4]．このことは，添付文書[4]で「本剤20mgを1日3回8日間連日経口投与した場合も，血漿中濃度曲線に変化はみられなかった」と記載されていること，およびシミュレーション結果（**図3.1**）からも支持されている[5]．

Take Home Message

　　プロプラノロールはV_dとCLが大きい薬物です．消失半減期の長短はV_dとCLの相対的な関係から決定されます．健常成人での消失半減期は2〜4時間程度と短く，定常状態に到達するまでの時間は，消失半減期の平均値（2.3〜3.9時間）の5倍に相当する12〜20時間後と考えられます．しかし，当該患者は長期間の喫煙歴があり，喫煙によって肝臓におけるCYP1A2などの代謝酵素が誘導されることにより，プロプラノロールの代謝が亢進しCLが増大することから[6]，消失半減期はより短くなると予想されます．数日前より手の震えが出現しているとのことですが，プロプラノロール服用後の禁煙により薬物代謝酵素誘導が抑えられ，プロプラノロールの血中濃度が上昇し，副作用が発現した可能性も否定できません．投与量の減量が必要となる可能性がありますので，最近の喫煙歴を確認しましょう．

▶文献

1) 加藤隆一監：臨床薬物動態学 改訂第5版 臨床薬理学・薬物療法の基礎として．南江堂，2017.

2) 木島慎一ほか：薬物の体内動態パラメータ値と特徴づけ—病態変化に伴う血中非結合形濃度の予測への応用．Available at：〈http://pub.maruzen.co.jp/book_magazine/rinsho_yakubutsu/fuhyo/〉

3) 太陽ファルマ株式会社：インデラル®注射液2mg添付文書，2021年12月改訂（第14版）．

4) 太陽ファルマ株式会社：インデラル®錠10mg添付文書，2021年12月改訂（第18版）．

5) Levitt DG：PKQuest：a general physiologically based pharmacokinetic model. Introduction and application to propranolol. BMC Clin Pharmacol, 2：5, 2002.

6) Walle T, et al：Selective induction of propranolol metabolism by smoking：additional effects on renal clearance of metabolites. J Pharmacol Exp Ther, 241：928-933, 1987.

Column 2

定常状態にはいつ到達する？ 薬物はいつ体から消失する？

　　半減期は，定常状態への到達時期や薬物が体からほぼ消失する時期を予想するのに役立ちます．半減期の5倍が目安です．半減期には，大きく2種類あります．終末消失相半減期（terminal elimination half-life）と有効半減期（effective half-life）です．通常は添付文書には終末消失相半減期が記載されます．血中濃度推移の消失相が1相性や2相性なら問題ありませんが，消失相の濃度変化が何相にもわたる多相性を示す場合には，終末消失相半減期よりはむしろ有効半減期の方が定常状態への到達時期や薬物が体からほぼ消失する時期の予想に適している場合があります．添付文書の血中濃度で多相性が認められる場合や，終末消失相半減期から予想される定常状態の到達時期と実際がかけ離れているときには，医薬品インタビューフォームやCTD（コモン・テクニカル・ドキュメント）で有効半減期を確認しましょう．

CQ
2

薬物の分布容積が小さいから組織移行性が悪い？

Clinical Question

　薬物の組織移行性に影響する因子は分布容積以外にタンパク結合率，組織結合率，薬剤の脂溶性などが挙げられる．あるとき，薬剤師Aは後輩の薬剤師から次のような質問を受けた．

> 62歳，男性．体重75kg，クレアチニンクリアランス(CLcr)55mL/min. 糖尿病，腰部脊柱管狭窄症の既往歴があります．38℃台の発熱と腰痛を主訴に来院後，腰椎MRIの施行により，椎体椎間板炎が疑われました．その後，血液培養よりメチシリン感性黄色ブドウ球菌(MSSA)が検出されました．この細菌に感受性のある抗菌薬の中で，セファゾリンの分布容積は10.5L(0.14L/kg)，レボフロキサシンでは135L(1.8L/kg)と報告されています．そこで椎体椎間板炎への薬剤移行性を考慮し，セファゾリンではなく，分布容積の大きいレボフロキサシンを処方提案しようと思います．このようにセファゾリンのような薬物の分布容積が小さい薬剤の場合，組織移行性も悪いと考えてよいでしょうか？

Pitfall & Tips

薬物の分布は，組織ごとに考えることも大事ですよ

　一般的に薬物の分布容積が大きいほど，薬物が血液(血管)外に広く分布していると考える．しかし，この考えは総じて正しくない場合も存在する．治療という観点に立った場合，薬物を到達させたい感染部位への親和性・移行性に着目する必要がある．セファゾリンの分布容積はレボフロキサシンよりも小さいが，**表3.2**に示すように感染部位である骨髄への移行性は血中と同程度[1]，もしくは血中より高濃度で存在することが知られている．つまり「分布容積が小さくても感染部位への移行性は問題ない，分布容積だけで薬剤の各組織移行性を論じることはできない」という解釈になる．

　このような各組織への移行性については，生理学的薬物速度論(physiologically based pharmacokinetics：PBPK)に基づいて定量的な解釈を得ることができる．通常の薬物動態解析で扱うコンパートメントモデルでは，血液中の薬物量X(単位：mg)について以

表3.2 セファゾリン1gを筋肉内投与したときの骨髄への移行性

投与後の時間(h)	血中濃度に対する骨髄内濃度の比の平均値(%)
1	101.7
2	102.7
3	102.7

(文献1より引用)

下のような微分方程式を考えることとなる.

$$\frac{dX}{dt} = k_a \times X_d - k \times X$$

この式は，経口投与した薬物がk_a（単位：1/h）という速度で吸収部位での薬物量X_d（単位：mg）に依存して血液中に入ってきた後，k（単位：1/h）という速度で変化してなくなっていくことを表しており，左辺（$\frac{dX}{dt}$）はまさに単位時間あたりの血液中の薬物量Xの変化を表す形になっている．単位は，当然ながら両辺同じで，右辺の$k_a \times X_d$や$k \times X$から考えると(1/h)×mg，つまりmg/hとなる．この式では薬物量について考えているが，通常測定可能な薬物濃度C（単位：mg/L）についても以下のように変形して考えることができる.

$$V \frac{dC}{dt} = k_a \times X_d - CL \times C$$

ここで，VとCLはそれぞれ分布容積（単位：L）とクリアランス（単位：L/h）を表す．ここでも，当然ながら単位は両辺同じで，右辺の$CL \times C$から考えると(L/h)×(mg/L)，つまりmg/hとなり，先ほどの式と同じく薬物量の変化を表していることがわかる．左辺も$V \times C$（厳密には$V \times dC$）を時間で割っている形になっているので，単位はL×(mg/L)/h，つまりmg/hとなり，2つの式は同じことを意味していることがわかる．これらの式では血液中の薬物の変化のみに着目しているが，これを各組織での薬物の変化へ拡張したものがPBPKである．この考え方に基づくと，各組織中の薬物濃度（C_T）は以下の微分方程式で表すことができる．$\frac{dC_T}{dt}$は，各組織中での単位時間あたりの薬物濃度の変化を表している．模式図を図3.2に示す.

$$V_T \frac{dC_T}{dt} = Q \times \left(C_A - \frac{C_T}{K_p} \right)$$

ここで，V_TとQはそれぞれ各組織の容積と血流量を表す．これらは生理学的パラメータと呼ばれ，通常の薬物動態モデルで扱うパラメータのように薬物によって変わるのではなく，対象とする集団（例えば小児，高齢者や妊婦）や病態，さらには患者一人ひとりによって変わりうるパラメータである．C_Aは動脈中薬物濃度であるが，肝臓や腎臓のような薬物の消失を伴う組織以外では定常状態下で静脈中薬物濃度と等しくなる．そして最後にK_p

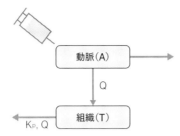

図3.2 生理学的薬物速度論（physiologically based pharmacokinetics：PBPK）の考え方に基づいた，各組織中の薬物濃度に関する模式図
動脈中薬物濃度＝静脈中薬物濃度と仮定

は組織−血漿間分配係数と呼ばれ，各組織への移行性を表す薬物固有のパラメータである．この値が大きければ，分布容積が小さくても当該組織にはよく移行することが示唆されることとなる．セファゾリンのPBPKモデルでは，骨髄のK_p ＝ 0.3 〜 1と報告されており，他の組織の値をみても遜色ない[2]．

この値に基づいて骨髄内のセファゾリン濃度をシミュレーションし，血中濃度推移[3]と重ねた結果を**図3.3**（濃い塗りつぶし区間）に示す．投与後1, 2および3時間後の比（骨髄内濃度/血中濃度）は，それぞれ36 〜 69％，48 〜 160％および51 〜 278％と予測され，**表3.2**の数値と大きくずれない結果が得られた．定性的な結論「セファゾリンは骨髄によく移行する」が変わらないことは言うまでもない．

分布容積が小さくてもある特定の組織への移行が問題とならないケースはセファゾリン以外の薬剤でも考えられることであり，上記に挙げたパラメータの値を吟味することで，各組織への移行性を推察することができる．つまり，生理学的パラメータ（V_T, Q）については移行性を知りたい組織に関する値，K_pについては対象とする薬剤でどの程度の値となるかに着目することが大事である．なお，K_pは薬物の物理化学的性質［解離定数（pK_a），分配係数（logP）］やタンパク結合率，トランスポーターによる能動輸送，そして生理学的な要素として各組織の脂質組成に依存して複合的に決定される[4]ことから，どの程度の値になるかの推察が難しいケースもある．また，パラメータの値には個人差も存在することから，それぞれの患者の組織移行を考える際は，それも加味する必要がある．**図3.3**にはK_pにのみ個人差（100％変動係数）を加味した結果を示す（薄い塗りつぶし区間）が，その場合でも骨髄中濃度推移には大きなばらつき（個人差）が生じる．実際には他のすべてのパラメータに個人差が存在し，高い濃度を維持する患者もいれば，移行性が低い患者も存在しうることに留意されたい．

Take Home Message

セファゾリンの骨髄への移行は，PBPKモデルにおいて血中と同程度となり，他の組織と比較しても良好と考えられます．薬物の組織移行性は分布容積のみで判断することはで

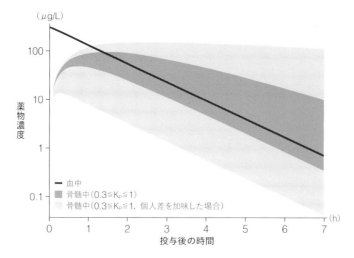

図3.3 セファゾリン1gを急速静脈内投与したときの，血中および骨髄内セファゾリン濃度推移のシミュレーション結果

きません．骨髄中のセファゾリン濃度は個人差があり，実際には病態や重症度の違いにより移行性が低い場合もあります．2015年のIDSAガイドラインにおいては，MSSAによる椎体椎間板炎に対してレボフロキサシンとリファンピシンの併用療法が代替治療として推奨されています[5]．治療期間は再発のリスクからも少なくとも6週間の抗菌薬治療が必要であり[5]，今後内服への切り替えが必要となった場合には，選択肢の一つであると考えられます．

▶文献

1) 川嶌真人：Cefazolinの骨髄内移行濃度について．Jpn J Antibiot, 33：249-252, 1980.
2) Tsuji A, et al：Physiologically based pharmacokinetic model for cefazolin in rabbits and its preliminary extrapolation to man. Drug Metab Dispos, 13：729-739, 1985.
3) Bellouard R, et al：Population pharmacokinetic study of cefazolin dosage adaptation in bacteremia and infective endocarditis based on a nomogram. Antimicrob Agents Chemother, 63：e00806-19, 2019.
4) Korzekwa K, et al：Drug distribution part 2. Predicting volume of distribution from plasma protein binding and membrane partitioning. Pharm Res, 34：544-551, 2017.
5) Berbari EF, et al：2015 Infectious Diseases Society of America (IDSA) clinical practice guidelines for the diagnosis and treatment of native vertebral osteomyelitis in adults. Clin Infect Dis, 61：e26-e46, 2015.

CQ
3

消失半減期と投与間隔にかかわらず，5回投与すると定常状態に達するので，5回目の投与直前のトラフ濃度を採血する？

Clinical Question

　定常状態とは，薬物が反復投与された場合に体内に吸収される薬物の量と体内から消失する薬物の量が等しくなり，血中濃度が一定になった状態である[1]．初回投与からの経過時間が長い（投与回数×投与間隔が大きい）ほど定常状態への到達率が高い．定常状態でのトラフ濃度を測定する必要があるならば，薬剤ごとにトラフ濃度の採血タイミングは異なる．また，消失半減期の長い薬剤や腎排泄型薬物で腎機能の低下した症例では定常状態までの到達に時間を要する．あるとき薬剤師Aは次のような質問を受けた．

> 68歳，男性．体重60kg，クレアチニンクリアランス（CLcr）42mL/min．高血圧，心房細動の既往があります．頻拍性心房細動に対しジゴキシンを1日1回，午前8時の処方で服用を開始しました．ジゴキシンの消失半減期は48時間であり，定常状態に到達した後に，血中濃度を測定したいと考えています．初回トラフ濃度を測定する日はいつに設定すればよいでしょうか．また，消失半減期と投与回数，定常状態の関係について教えてください．

Pitfall & Tips

定常状態への到達は，消失半減期に基づいて考えましょう

　もし，6時間間隔で投与する薬物の消失半減期が6時間の場合［投与間隔と消失半減期が同じ時間（h）であれば］，**表3.3**のように定常状態への到達率は初回投与からの経過時間が消失半減期の4倍で93.8%，5倍で96.9%となり，定常状態での血中濃度は初回投与後の血中濃度の2倍となる．定常状態への到達率や到達時間（例えば，≧90%となる時間）は消失半減期で規定されるため，時々耳にする，「消失半減期と投与間隔にかかわらず，5回投与すると定常状態に達する」という考えは誤りである．

　例えば，消失半減期が48時間の場合，1日1回の投与を計5回行っても消失半減期の2.5倍（48×2.5＝120時間＝5日）であり，定常状態には到達しない．つまり，投与回数は定常状態への到達と一切関係ない．くり返すが，「5回投与で定常状態」が（たまたま）当てはまったとしてもそれは消失半減期と投与間隔が同じ，すなわち消失半減期と同じ時間間隔ごとに薬剤を投与する場合のみである．

　話が少し脇道に逸れるが，「消失半減期と投与間隔にかかわらず，5回投与すると定常状態に達する」と誤解しがちな理由の一つとして，消失半減期ごとの反復投与を用法とした薬剤が多いことが挙げられる[2]．ここで，反復投与による定常状態での蓄積率を考えてみる．蓄積率は，消失半減期と投与間隔から以下の関係式で表される．

$$蓄積率 = \frac{1}{1 - \exp\left(-\dfrac{0.693}{消失半減期} \times 投与間隔\right)}$$

　消失半減期ごとの反復投与，すなわち消失半減期＝投与間隔とした場合，分母のexp項は1/2となる．分母自体は1から1/2を引いて1/2，蓄積率はその逆数でちょうど2倍となり，反復投与時の血中濃度の増加をシンプルに捉えることが可能となる．本項の冒頭で述べた「2倍」は，この式から計算したものである．

　では話を戻して，ジゴキシンの場合，いつ定常状態に到達するのか？ 消失半減期がぴったり48時間であればその5倍，すなわち240時間（10日）で定常に達することとなる．投与回数にして10回である．より詳細に評価するため，ジゴキシンの薬物動態モデル[3]から，トラフ濃度の定常状態到達率をシミュレートした結果を図3.4に示す．ジゴキシンは腎排泄型薬物であることから，腎機能の低下により消失半減期は延長するが，腎機能正常の患者（図3.4，実線）では，10日でおおむね定常状態の90％に達することが示唆される．一方，当該男性のCLcrは42mL/minであり，中等度の腎障害患者（30〜60mL/min）に分類されることから，消失半減期の延長により，10日では定常状態の血中濃度の60％にしか到達しないことが示唆される（図3.4，破線）．少なくともその倍の20日でおおむね定常状態に達すると示唆されることから，定常状態へ到達した後に評価したいということであれば，

表3.3 反復投与時の血中濃度の蓄積率（投与間隔と消失半減期が同じ場合）と定常状態への到率

消失半減期の何倍経過？	蓄積率	定常状態への到達率
1倍	―	50％
2倍	1.50倍	75％
3倍	1.75倍	87.5％
4倍	1.88倍	93.8％
5倍	1.94倍	96.9％

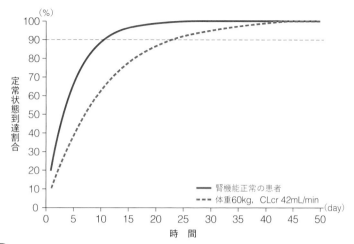

図3.4 ジゴキシンを1日1回反復投与したときの，トラフ濃度の定常状態到達割合

細い破線は，定常状態到達割合＝90％を示す．

初回トラフ濃度の測定は投与20回目以降の投与直前に設定することを推奨する．

Take Home Message

　当該男性における初回トラフ濃度を測定する日は投与を開始してから20日以降，すなわち投与20回目以降の投与直前に設定するとよいと考えられます．定常状態への到達率や到達時間は消失半減期により規定され，定常状態は初回投与からの経過時間が消失半減期の4～5倍で到達すると考えられています．腎機能が正常であり，消失半減期が48時間であれば，その5倍の240時間（10日）で定常状態に到達すると考えられますが，当該男性は中等度の腎機能障害があることから正常腎機能患者と比較して消失半減期が延長しており，20日程度，すなわち投与20回目以降に定常状態へ到達すると考えられます．

　一般的に，ジゴキシンは頻拍性心房細動において心機能の低下した症例に，β遮断薬に追加して使用することがガイドラインで示されています．また長期使用は，欧米の報告より死亡率を上昇させることから，極力避けるべきと推奨されています[4]．ジギタリス製剤は投与初期に急速飽和療法を行うことがありますが，高血中濃度でジギタリス中毒のリスクとなることから，近年は緊急を要さない場合は行わない場合が多いとされます．なお，注射剤で急速飽和を行った際は翌日にトラフ採血を行うことが推奨されます[5]．

▶ 文献

1）辻 泰弘ほか：クリニカルファーマコメトリクス．p 114, 南山堂, 2019.
2）日本臨床薬理学会：市民のための薬と病気のお話．Available at：〈https://www.jscpt.jp/ippan/chotto/k_q07.html〉

（accessed 2020 Nov 5）

3）Yukawa E, et al：Population pharmacokinetics of digoxin in Japanese patients：a 2-compartment pharmacoki-netic model. Clin Pharmacokinet, 40：773-781, 2001.

4）日本循環器学会ほか：2020年改訂版 不整脈薬物治療ガイドライン，2020. Available at：〈https://www.j-circ.or.jp/guideline/guideline-series/〉

5）日本循環器学会ほか：2015年版 循環器薬の薬物血中濃度モニタリングに関するガイドライン，2015. Available at：〈https://www.j-circ.or.jp/guideline/guideline-series/〉

Column 3

吸収率とバイオアベイラビリティは同じ？ 混同されがちな両者（p12参照）

　バイオアベイラビリティ（BA）は，例えば未変化体が薬効を示す場合に，血管外から投与した薬物が吸収過程とそれに伴う代謝など（初回通過効果）を経て最終的にどの程度の未変化体が全身循環に達したかを示す指標です．肝代謝などによりBAの大小が影響を受けます．一方，吸収率とは代謝などに影響されず，単純に吸収部位から薬物が吸収された割合を示すものです．すなわち，図に示した経口薬の例のように，吸収率が90％でもBAが30％ということは十分にありえるわけです．

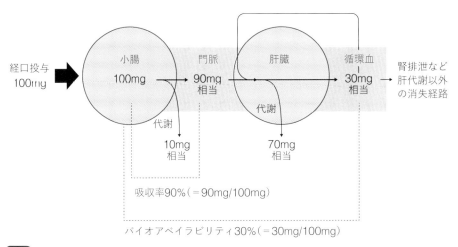

図　吸収率とバイオアベイラビリティ

定常状態は平衡状態のことであり，薬物濃度は血中と組織で等しくなる？

Clinical Question

体内に吸収された薬物は一定の割合で血液中に常在するタンパクと結合する．ほとんどの薬物は，アルブミン，α_1-酸性糖タンパクもしくはグロブリンと結合する．すなわち，生体内ではタンパク結合形と非結合形の2状態で存在している[1]．ここでタンパク非結合形のみが膜透して作用部位（組織・臓器など）に移行することができ，薬効発現に関与する．ある時，薬剤師Aは後輩の薬剤師から次のような相談を受けた．

68歳，女性．体重48kg．悪性リンパ腫に対し抗がん薬治療が施行されています．入院中に38℃の発熱，白血球20,900/μL，CRP12.6mg/dL，β-D-グルカン256pg/mLと上昇を認め，血液培養から*Candida albicans*が検出されホスフルコナゾール（F-FLCZ）が投与開始となりました．その後，眼科を受診し真菌性眼内炎を合併していることが判明しています．よく，定常状態は平衡状態にあると聞きますが，F-FLCZを投与してから7日目（定常状態に到達していると仮定）には，F-FLCZ血中濃度と眼内液中濃度は平衡状態になり濃度は等しくなるのでしょうか？

Pitfall & Tips

定常状態であれば，速度論的に血中濃度と組織中濃度は同じ挙動をとりますが，組織中濃度は必ずしも血中濃度と同一であるとは限りません．組織中濃度の目安は，臓器（組織）ごとにデータに基づいて判断しましょう

平衡とは，体内へ投与する投与速度と体内からの消失速度が等しいため，濃度が見かけ上一定に見える状態のことである．しかし，血液と平衡が成立する作用部位（組織・臓器など）の薬物濃度そのものは，薬物血中濃度と必ずしも同じ濃度ではない．つまり，F-FLCZの薬物動態プロファイルより，投与開始後7日目では薬物血中濃度と眼内液中濃度は平衡に到達しており，速度論的に同じ挙動をとると考えられるため，眼内液中濃度は血中濃度推移と比例して変化するものの，濃度そのものは同一でない可能性が高い．

今回のケースでは，炎症マーカーやβ-D-グルカンの上昇および血液培養の所見より，

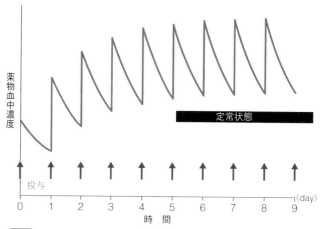

図3.5 反復投与時の薬物血中濃度推移

　深在性真菌症の薬物治療が，F-FLCZによって開始された．まずF-FLCZの薬物動態学的な特徴を確認してみよう．

　F-FLCZは，フルコナゾール（FLCZ）のプロドラッグであり，静脈内投与後，アルカリホスファターゼにより速やかに活性体であるFLCZに加水分解され，投与量の約85％がFLCZとして尿中に排泄される[2,3]．FLCZの半減期は約30時間であり[3]，薬物動態プロファイルは1-コンパートメントモデル[4]または2-コンパートメントモデル[5]で説明できると報告されている．

1 定常状態・平衡に到達するとは？[6,7]

　F-FLCZのように，静脈内投与された薬物は，血流によって心臓から体循環により作用部位（組織・臓器など）に運搬され，分布するとともに消失臓器（FLCZであれば腎臓）から消失する．さらに今回のケースのように，約30時間の半減期を有する薬物を1日1回（半減期≒投与間隔）の用法で薬物投与をくり返した場合の薬物血中濃度はどのようになるだろうか．体内から消失する前に次の投与が行われるため，投与のたびに薬物血中濃度が積み重なっていき[※1]，投与間隔内で上下しながら，半減期（約30時間）の4～5倍（約5～7日）の期間の投与後，一定の濃度範囲内を上下する定常状態に到達する（**図3.5**）．この定常状態とは動的平衡[※2]状態を指し，薬物が体内へ入る投与速度と体内から外に出る消失速度が等しいため，濃度の上下が見かけ上一定に見える．今回のケースでは，患者の腎機能が一

※1　**連続投与時の血中濃度の積み重なり**：初回投与後，血中濃度は消失していき，次の投与前には（半減期≒投与間隔であるため），薬物血中濃度は最高血中濃度の50％になっている．この時点で2回目の投与が行われ，次の投与直前，初回投与から2半減期が経過した時点では，初回投与の薬物血中濃度は25％，2回目投与は50％の合計75％が残存している．この状態で3回目の投与が行われる．同様に考え初回投与から3半減期が経過した時点では，87.5％，4半減期では93.8％，5半減期ではほぼ100％に達する．この後，投与をくり返しても一定の濃度範囲内を上下する．

※2　**動的平衡**：一般的な化学反応，熱平衡，濃度平衡などで用いられる用語．化学平衡は，反応が停止した状態にあるのではなく，正方向と逆方向の反応速度が等しくなったため，見かけ上は反応が停止したように見えること．すなわち，血液から組織への移行速度と，組織から血液に移行する速度が等しくなり，平衡は外見上静的に見えるが，実際は動的状態にあると考える．これを動的平衡という[8]．

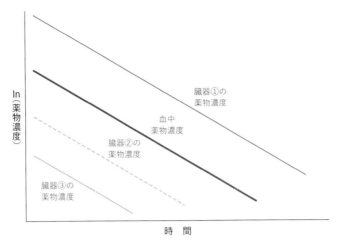

図3.6 平衡が成立している場合の血中および各臓器中の薬物濃度推移例

（文献7より作成）

定であり，かつFLCZが同一投与量で1日1回投与された場合，7日目には定常状態に到達していると考えられる．

2 定常状態になっていれば，薬物血中濃度と組織中濃度は等しいか？[7]

　前述したように，定常状態とは，体内へ投与する投与速度と体内からの消失速度が等しい状態であり，その際，血液と作用部位（組織・臓器など）の間に平衡関係が成立している．このとき，平衡状態の薬物血中濃度と作用部位（組織・臓器など）の薬物濃度が，どうなっているのか想像してみよう．話を単純にするため，FLCZの薬物動態は，1-コンパートメントモデルに従うと仮定する．そうすると，コンパートメントからのFLCZの消失は，コンパートメント内の薬物量に比例する．つまりコンパートメント内の薬物量が多ければ多いほど，単位時間あたりに消失する薬物量は大きくなるため，投与後時間経過ごとに血中濃度をグラフ化すると指数関数的な減少を示す．このような場合，縦軸の血中濃度を対数にすると，時間に対して直線的に減少する．**図3.6**[7]に，定常状態時における投与間隔内の薬物濃度推移の例を示す．平衡関係が成立している臓器①〜③の薬物濃度を見てみると，太線で示した薬物血中濃度と各臓器中の濃度がすべて等しいわけではない．しかし，臓器中の薬物濃度の対数値における時間推移はすべて，薬物血中濃度の対数値の時間推移と同一の勾配を示す．つまり血液と臓器で平衡が成立している場合，臓器中の薬物濃度は薬物血中濃度と比例して変化する．

　実例として，骨肉腫や急性白血病などに用いられる葉酸代謝拮抗薬のメトトレキサート（MTX）の例[6,9]にも触れたい．MTXを静脈内投与した場合の薬物血中濃度と各臓器中の薬物濃度推移を**図3.7**に示す．肝臓，腎臓および筋肉は，血液と速やかに平衡状態となり，これらの臓器中薬物濃度は，薬物血中濃度と速度論的に同じ挙動をとる．しかし，各臓器中の薬物濃度は，薬物血中濃度と必ずしも「同一」でないことがわかる．

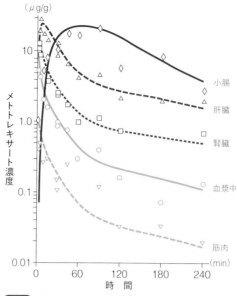

（文献6，9より引用，一部改変）

図3.7 静脈内投与後のメトトレキサート（MTX）の血中および各臓器中の薬物濃度推移

3 組織中濃度の目安はどう考えればよい？

　前述のMTXの例で示したように，組織に移行する速度は一様でなく，組織によって違いが認められる．この理由について解説する．薬物の組織移行速度に影響を与える因子[10]は，組織に供給される血液量，血漿中タンパクと組織成分との結合性，細胞膜透過性，組織細胞外液と細胞内液のpH差などがある．静脈投与後，循環血中に到達した薬物は，左心室から拍出される血流により各組織へ運搬される．よって細胞膜を通過する拡散が律速段階でない限り，腎臓や肝臓といった動脈血流量が多い組織・臓器では，大量の血液によって速やかに薬物が運ばれるため，速やかに平衡に到達する．一方で，組織単位重量あたりの血流量が比較的少ない皮膚，筋肉および脂肪などの組織への薬物移行は，時間を要する傾向がある．

　組織に移行する薬物量は，組織ごとに定常状態における血中濃度に対する組織中濃度の比で判断する．ヒトや動物を対象に，放射性同位元素で標識した臨床用量の化合物を投与し，（多くは網羅的に）各組織と血液中の放射能濃度を測定して比較する方法と，ヒトを対象に当該化合物を投与し，特定の臓器を採取し，その組織中濃度を測定して，やはり血中濃度と組織の濃度を比較する方法がある．ヒトで組織中濃度を測定する場合，サンプル採取は侵襲を伴う場合が多く，特定の組織の検討に限られる．

　今回の薬物FLCZの場合は，雄性ラット（$n=1$）に^{14}C-F-FLCZを静脈内投与後24時間の組織内放射能濃度が測定されており[11]，眼の網膜，水晶体および硝子体液の放射能濃度は，それぞれ5.2，3.3および2.8 μg・eq/gであった．これは血液中の放射能濃度（3.7 μg・eq/g）と比較して，同程度かやや高い値であった．このほかにも，脳，心筋，肺，肝臓，腎臓，

表3.4 健康成人6人における血清中および髄液中のフルコナゾール濃度比

	投与レジメン	濃度(mg/L)		濃度比 (髄液/血清)
		血清	髄液	
1	50mgを1日1回, 6日間投与	2.36	1.12	0.47
2	50mgを1日1回, 6日間投与	2.14	1.20	0.56
3	50mgを1日1回, 6日間投与	2.81	1.46	0.52
4	100mgを1日1回, 7日間投与	4.50	2.80	0.62
5	100mgを1日1回, 7日間投与	3.86	2.26	0.59
6	100mgを1日1回, 7日間投与	4.96	3.17	0.64

（文献13より引用，一部改変）

副腎，脾臓，膵臓，骨髄，骨格筋，表皮，精巣，小腸，大腸などの組織内放射能濃度が測定され，これら組織への移行が確認された．

　ヒトにおける検討について述べる．真菌性眼内炎患者3例を対象に，術前に一日あたりFLCZ 400mgを点滴静注した上で，硝子体手術を行い，術中に前房水，硝子体および水晶体核を採取して血清中濃度と比較した[12]．その結果，血清中FLCZ濃度との比は，前房水では70〜90%，硝子体では60〜80%および水晶体核で40〜60%であった．ヒトでは，眼以外に髄液中の移行も検討されている[13]．健康成人にFLCZ 50mgを6日間または100mgを7日間くり返し静脈内投与し，血液と髄液を採取して，それぞれの濃度を測定した．結果を**表3.4**に示すが，血清中FLCZ濃度との比は髄液中で50〜60%であった．

Take Home Message

　腎機能が正常な場合，F-FLCZを投与中に腎機能に大きな変動がなければ，投与5日目以降では定常状態に達していることが想定されます．平衡状態では，前述のように血液中と臓器中の薬物濃度が同一になるわけではなく，血液中の薬物濃度変化に応じて臓器中の薬物濃度も比例的に変化します．

　カンジダ血症のような血流感染では，心臓，中枢神経系，骨，肝臓，脾臓，腎臓，眼などに血行性に播種することも少なくないため，これらの遠隔臓器への病変の有無について精査が必要です．そのため合併症として多いカンジダ眼内炎では，**表3.5**[14, 15]に示すように比較的眼内移行性が良好なアゾール系薬やフルシトシンが選択され，移行性に乏しいキャンディン系薬は不向きです．各インタビューフォームでも同様に，FLCZの前房内濃度は血中濃度の63%，硝子体内濃度は31%であるのに対し，ミカファンギンの前房内濃度は2%と眼への移行が期待できないことがわかります．遠隔臓器の感染例では薬剤選択と投与量設定に際しては，**表3.5**からもわかるようにF-FLCZ血中濃度(6〜12mg/kg投与)

表3.5 抗真菌薬の眼内移行性

抗真菌薬	投与量	最高血中濃度 （μg/mL）	前房内濃度 （μg/mL）	硝子体内濃度 （μg/mL）
5-FC	100mg/kg	30〜40	―	22.2
FLCZ	6〜12mg/kg	6〜20	12.8	12.1
MCFG	100〜150mg	10〜16	0.08	0.1

5-FC：フルシトシン，FLCZ：フルコナゾール，MCFG：ミカファンギン

（文献14, 15より引用，一部改変）

から想定される硝子体（組織）の薬物濃度（12μg/mL程度）が，*C. albicans* の感受性結果（例としてMIC 4〜8μg/mL）を上回るような投与設計にしましょう．

▶ 文献

1) 辻 泰弘ほか編：クリニカルファーマコメトリクス，南山堂，2019.

2) 川上 裕ほか：深在性真菌症治療薬ホスフルコナゾール（プロジフ®）静注液の非臨床試験および臨床試験成績．日薬理誌，124：41-51，2004.

3) Bellmann R, et al：Pharmacokinetics of antifungal drugs：practical implications for optimized treatment of patients. Infection, 45：737-779, 2017.

4) Aoyama T, et al：Population pharmacokinetics of fluconazole after administration of fosfluconazole and fluconazole in critically ill patients. J Clin Pharm Ther, 37：356-363, 2012.

5) Patel K, et al：Population pharmacokinetics of fluconazole in critically ill patients receiving continuous venovenous hemodiafiltration：using Monte Carlo simulations to predict doses for specified pharmacodynamic targets. Antimicrob Agents Chemother, 55：5868-5873, 2011.

6) 高田寛治：改訂2版 薬物動態学 基礎と応用，pp 55-68，じほう，2002.

7) 緒方宏泰ほか：臨床薬物動態学 薬物治療の適正化のために，第2版，pp 7-16，丸善出版，2007.

8) ブリタニカ国際大百科事典 小項目事典，ブリタニカ・ジャパン.

9) Bischoff KB, et al：Methotrexate pharmacokinetics. J Pharm Sci, 60：1128-1133, 1971.

10) 粟津荘司ほか編：最新生物薬剤学，pp 79-90，南江堂，1991.

11) ファイザー株式会社：プロジフ®静注液インタビューフォーム，第17版，2020.

12) 山下陽子：フルコナゾールの眼内動態およびその網膜におよぼす影響．十全医会誌，103：938-958，1994.

13) Foulds G, et al：Fluconazole penetration into cerebrospinal fluid in humans. J Clin Pharmacol, 28：363-366, 1988.

14) 日本医真菌学会侵襲性カンジダ症の診断・治療ガイドライン作成委員会編：侵襲性カンジダ症の診断・治療ガイドライン2013．日本医真菌学会，2013.

15) 真菌症フォーラム・深在性真菌症のガイドライン作成委員会編：深在性真菌症の診断・治療ガイドライン2014，協和企画，2014.

2-コンパートメント様の
薬物動態を示すので組織移行性が良い？

Clinical Question

コンパートメントモデルとは，生体を複数のコンパートメントに分けて考え，それぞれのコンパートメントにおける薬物量の時間的推移を計算するものである．体内に薬物が入ると2相性の挙動[血中から組織への移行が完了するまでをα相（分布相），それ以降をβ相（消失相）]を示す場合がある．その時には2-コンパートメントモデルが用いられ，体循環（中心）コンパートメントの分布容積，末梢コンパートメントの分布容積が設定されている．2相性の薬物動態を示す薬物はアミノグリコシド系薬，バンコマイシン，ジゴキシンなどが挙げられる．あるとき，薬剤師Aは後輩の薬剤師から次のような相談を受けた．

> 65歳の男性で，体重65kg，推定CLcrは85mL/minです．4年前より多発性骨髄腫で化学療法を施行し部分寛解となり，末梢血幹細胞移植を行いましたが再発し，入退院をくり返しています．放射線療法を行っていますが，今回肺炎の診断となり入院となりました．喀痰培養からメチシリン耐性黄色ブドウ球菌（MRSA）が検出され，主治医の判断でアルベカシンを投与することになりました．2相性の薬物動態を示すアルベカシンは，組織移行性がよいと考えてよいのでしょうか？また，1相性より2相性の薬物動態を示す薬物は組織移行性がよいのでしょうか？

Pitfall & Tips

薬物の組織移行性は，薬物の消失が1相性または2相性を示すことと直接関連しません．分布容積や血中濃度と組織中濃度の比から判断しましょう．アルベカシンの組織移行性は，薬物動態プロファイルから，他の抗MRSA薬と比較して相対的にそれほど高くないと言えます

2-コンパートメントモデルは，体循環コンパートメントモデルのほかに，もう1つ末梢組織のコンパートメントを設定している．体循環コンパートメントモデルのみの1-コンパートメントモデルの薬物より，別途，組織のコンパートメントモデルが必要な2-コンパートメントモデルの薬物の方が，組織移行性は相対的に高いのでは？と思われるかも

しれないが，これはまったくの誤解である．

1 アルベカシンについて

　まず今回のケースのアルベカシン（ABK）について薬剤の特徴を整理する．アミノグリコシド系薬で，MRSAによる敗血症または肺炎の治療に用いられている．薬物動態学的な特徴を以下に示す．健康成人5人にABK 200mgを単回点滴静注した際の平均クリアランス（±SD）は5.11±0.568L/h，定常状態時の分布容積は15.4±1.74Lであった[1]．尿中未変化体排泄量は約80％であることから主として腎臓より排泄され[1, 2]，薬物動態プロファイルは，2-コンパートメントモデル[3, 4]または3-コンパートメントモデル[5]で表現される．

　有効性はPK/PDパラメータとして最高血中濃度（C_{max}）とMICの比（C_{max}/MIC）に相関することが報告されている一方で，副作用発現，特に腎機能障害の発現は，血中トラフ値（C_{trough}）に関連すると報告されており，有効性および安全性の観点から，1日1回投与法および治療薬物モニタリング（TDM）に基づく投与設計が推奨されている[6]．

2 そもそも消失が1相性の薬物と2相性の薬物は，何が異なるのでしょう？[7, 8]

　静脈内に急速に投与された薬物は，体循環血から各臓器に分布するとともに，消失臓器（ABKの場合は腎臓）から消失する．このとき，薬物の各臓器への分布が速やかで，投与直後から血液中薬物と臓器中薬物が平衡[※3]に到達した場合，薬物血中濃度の対数値は，時間に対して直線的に減少する．この場合は，組織中濃度の対数値における濃度推移も，血中薬物濃度の対数値の濃度推移と同一の勾配（1相性の消失）で表現される（図3.8）．つまり，投与直後から薬物血中濃度の経時的推移とすべての組織中濃度（図中臓器①〜③中の濃度）の時間推移が並行に推移する場合，速度論的に区別できないため，同一の挙動をとるものと見なし，体全体を同一のコンパートメントにまとめる．これが1-コンパートメントモデル，すなわち薬物が1相性の消失を示す場合である．

　ただし，すべての薬物の全臓器で，投与直後から血液と全組織の薬物濃度が，瞬時に平衡に到達するわけではなく，血液との平衡関係に到達するまでに時間がかかる組織が存在する薬物も当然存在する．例えば，図3.9に示すように，臓器①および③は，比較的速やかに平衡に到達するものの，臓器②は血液との平衡到達に時間を要する．この臓器②中の薬物濃度上昇に伴って，薬物血中濃度は速やかに低下する．しかし，一定期間が経過し，すべての臓器と血液との間に平衡関係が成立した以降は，血中および各臓器中薬物濃度の対数値は，いずれも時間に対して直線的に減少する．図3.10に骨肉腫や急性白血病などに用いられる葉酸代謝拮抗薬メトトレキサート（MTX）を例として，血中および臓器中の

※3　**平衡**[9]：一般的には，化学反応，熱平衡，濃度平衡などで用いられる．化学平衡は，一見反応が停止しているように見受けられるが，これは，正方向と逆方向の反応速度が等しくなったことにより，見かけ上反応が停止したように見えることによる．すなわち，本文中の血液中薬物と臓器中薬物が「平衡」に到達した状態とは，血液から組織への移行速度と，組織から血液に移行する速度が等しくなり，外見上静的に見えるが，実際は両者の速度がつり合った動的平衡にあることを示す．

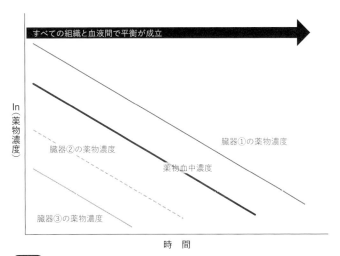

図3.8 1相性の消失を示す血中および組織中薬物濃度推移例

（文献7より作成）

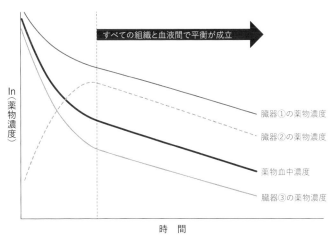

図3.9 2相性の消失を示す血中および組織中薬物濃度推移例

（文献7より作成）

薬物濃度推移[10, 11]を示す．肝臓，腎臓および筋肉は，血液と速やかに平衡となり，同じような濃度推移を示す一方で，小腸は，血液とは異なる挙動を示す．MTXの時間推移を速度論で取り扱う場合，血液と常に平衡が成立している組織（ここでは肝臓，腎臓および筋肉）をまとめて一つの体循環コンパートメントで表し，血液との平衡が遅れて成立する組織（ここでは小腸）は，体循環コンパートメントとは別の（2つめの）コンパートメントとして表現する．血中薬物濃度の経時的推移は，投与後初期の急激な減少を示す相と，平衡到達後の比較的緩やかな減少を示す相のいわゆる2相からなるため，「2相性」を示すと称される．

　つまり，消失が1相性である薬物と2相性を示す薬物の相違は，血液との平衡到達に時間を要する組織が存在するか否か（のみ）であり，組織移行性のしやすさとは直接関係しない．

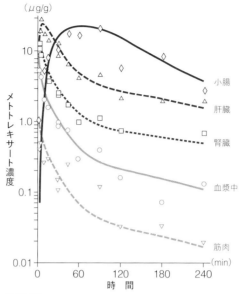

図3.10 静脈内投与後のメトトレキサート（MTX）
の血中および各臓器中の薬物濃度推移

（文献10, 11より作成）

3 薬物の組織移行性は，何を見ればわかりますか？[7, 12]

　薬物の組織移行性の目安は，まず分布容積に着目するとよい．分布容積は，薬物動態学的には，**式3.1**に示すように，体内薬物量Xと血中薬物濃度C_pを結びつける比例定数V_dとして定義されている．

$$X = V_d \times C_p$$
（**式3.1**：静脈内投与の例）

　つまり薬物は，患者に投与され体循環に到達するまでは，gやmgなどの薬物「量」の単位で扱っていたものの，循環血中に到達してからは，血中薬物濃度，つまりmg/L（μg/mL）など「濃度」の単位として情報が得られる．分布容積は，これら「量」と「濃度」とを結びつける役割を有しており，単位は，mLやLなどの「容積」で表される．

　上述のとおり分布容積は，単なる比例定数にすぎないため，解剖学上の体液量を直接表現しているわけではない．しかし，この分布容積と，すでに明らかにされているヒトの生理的な平均体液量と比較することで，当該薬物の分布の状態や組織移行性の程度をおおよそ推定することができる．体重70kgの健康成人男子における血液量は約3L，総細胞外液量は約12L，全体液量は約42Lである[7, 10, 13]．分布容積が小さい（20L以下を示す）薬物は，生理学的に血液量3L〜総細胞外液量12Lであるので，細胞外液中にほとんどの薬物がとどまっている場合に相当する．一方で，分布容積が50Lを超える薬物は，生理的な全体液量42Lを上回っていることから，細胞内液にも存在していると推察される．このことから，分布容積の小さな薬物よりは，相対的に考えて，体の組織全体に広範に分布していると判断できる．ただし，特定の臓器への移行は，後述のとおり，組織中濃度の測定結果に基づ

いて評価する.

　今回の例であるABKの分布容積は，約15Lであるので，薬物動態学的には，血管壁から浸透していくものの，多くの薬物は細胞外液に存在していることがわかる．ここで，他の抗MRSA薬をみてみよう．オキサゾリジノン系のリネゾリド(LZD)は経口投与が可能である．その薬物動態は，1-コンパートメントモデル[14]または2-コンパートメントモデル[15]で表現される一方で，分布容積は，敗血症患者では約60Lと報告されている[14]．さらにグリコペプチド系であるテイコプラニン(TEIC)は，2-コンパートメントモデルまたは3-コンパートメントモデルで薬物動態が説明でき，分布容積[※4]は，健康成人で0.9～1.6L/kg(体重70kgとするなら，約60～110L)である．このような薬物は，細胞外液と細胞内液両方に存在しているが，量としては圧倒的に細胞内液，つまり組織全体に分布していると考えられる[16]．

　さらに組織移行性を決定する因子としては，毛細血管や組織細胞膜の透過性がある．分子量が小さければ(200～300程度)，あるいは脂溶性が高く，血漿中タンパクと組織成分との結合率が低ければ，組織に移行しやすいと考えられる．ほかにも生理学的な因子として，組織に供給される血液量，組織細胞外液と細胞内液のpH差なども挙げられる．実際に，薬物が目的/特定の組織にどの程度移行したかは，組織ごとに定常状態の血中濃度に対する組織中濃度の比のデータから判断する．ABKでは，ヒトにおける喀痰，気道上皮被覆液(ELF)，腹水，胆汁[17]および皮膚・軟部組織の滲出液中[18]の濃度が検討され，いずれの組織でもABK濃度が検出されている．例えば，ELF中最高濃度は血漿中C_{max}の約40%であった．一方で，先ほどの例に挙げたLZDでも同様に，ヒトにてさまざまな組織中濃度が測定されており[19]，特にELF，炎症性水疱，および脳脊髄液などの組織中濃度は，それぞれ約400%，104%および160%であった．ABKと比較すると，相対的に高い組織移行性を示すことがわかる．

　これまで述べてきたように，組織移行性は，1相性か2相性かの薬物の消失ではなく，分布容積の値からおおよそを判断できる．分布容積が20Lより小さい薬物であれば，脈管液(約3L)～細胞外液(約2L)の合計に相当するため，体内薬物量のほとんどが細胞外液中に存在する(組織中にそれほど広範に分布しない)ことがわかる．ABKは約15Lであるので，このタイプに相当する．一方，分布容積が50Lと，総体液量の42Lを上回るような，大きい値であるなら，薬物はその多くが組織内に分布していると言える．また特定の組織への移行性は，実際に検討されている試験データを見て，定常状態の血中濃度に対する組織中濃度の比から判断する．

　これらから判断した結果，ABKの組織移行性は，LZDやTEICと比較すると，必ずしも良好ではないと言える．

※4　**定常状態における2-コンパートメントモデルの分布容積**：血液を含む（体循環）コンパートメントと分布に遅れを示す（末梢）コンパートメントの間で，薬物が平衡に到達している状態であるため，両コンパートメント容積の和で表現する.

Take Home Message

　消失が1相性である薬物と2相性を示す薬物の違いは，血液との平衡到達に時間を要する組織が存在するか否かであり，薬物の組織移行性の良し悪しは判断できません．分布容積や血中濃度と組織中濃度の比から判断しましょう．

　アミノグリコシド系薬であるABKは分子量が小さく水溶性の薬物であり，分布容積は約15L程度と小さいです．主に細胞外液中に存在し，肺組織への移行は他の抗MRSA薬に比べ高いとは言えません．一方，感染症の病態について着目すると，肺炎や敗血症の患者ではABKの分布容積が増大することが報告されています[4, 20]．臨床効果が得られる目標C_{peak}[※5]は15μg/mLが推奨されますが[6]，本患者には1回投与量の増量も念頭に置く必要があります．また，黄色ブドウ球菌による肺炎では，併発例として組織の破壊による空洞や化膿病巣，膿胸などの壊死病変がみられることが多く[21]，膿瘍を形成している場合（酸性条件下）では，アミノグリコシド系薬の効果が期待できない[22]ことにも注意しましょう．

▶文献

1) Totsuka K, et al : Evaluation of once-daily administration of arbekacin. Experimental study and determination of pharmacokinetic properties in man. Jpn J Antibiot, 47 : 676-692, 1994.

2) Meiji Seikaファルマ株式会社：ハベカシン®注射液 25mg・75mg・100mg・200mg 添付文書，2015年5月改訂（第8版）．

3) Lakota EA, et al : Population pharmacokinetic analyses for arbekacin after administration of ME1100 inhalation solution. Antimicrob Agents Chemother, 63 : e00267-19, 2019.

4) Tanigawara Y, et al : Population pharmacokinetics of arbekacin in patients infected with methicillin-resistant *Staphylococcus aureus*. Antimicrob Agents Chemother, 50 : 3754-3762, 2006.

5) Ikawa K, et al : Pharmacokinetics and pharmacodynamics of once-daily arbekacin during continuous venovenous hemodiafiltration in critically ill patients. J Infect Chemother, 15 : 420-423, 2009.

6) 日本化学療法学会/日本TDM学会：抗菌薬TDM臨床実践ガイドライン2022，2022.

7) 緒方宏泰ほか：臨床薬物動態学．第4版，丸善出版，2019.

8) 緒方宏泰ほか：医薬品開発における臨床薬物動態試験の理論と実践，丸善出版，2004.

9) ブリタニカ国際大百科事典 小項目事典．

10) 高田寛治：薬物動態学．改訂2版，じほう，2002.

11) Bischoff KB, et al : Methotrexate pharmacokinetics. J Pharm Sci, 60 : 1128-1133, 1971.

12) 粟津荘司ほか編：最新生物薬剤学．南江堂，1991.

13) 柴垣有吾：より理解を深める！体液電解質異常と輸液．改訂3版，中外医学社，2007.

14) Dou L, et al : Dosage regimen and toxicity risk assessment of linezolid in sepsis patients. Int J Infect Dis, 96 : 105-111, 2020.

15) Tsuji Y, et al : Population pharmacokinetics and pharmacodynamics of linezolid-induced thrombocytopenia in hospitalized patients. Br J Clin Pharmacol, 83 : 1758-1772, 2017.

16) Wilson AP : Clinical pharmacokinetics of teicoplanin. Clin Pharmacokinet, 39 : 167-183, 2000.

17) Meiji Seikaファルマ株式会社：ハベカシン®注射液 25mg・75mg・100mg・200mgインタビューフォーム，2015年9月改訂（第9版）．

18) 林 雅彦ほか：アルベカシン硫酸塩静注後の滲出液中濃度と血中濃度を測定した4症例．Jpn J Antibiot, 65 : 207-215,

※5　C_{peak}とC_{max}：薬物（抗菌薬）の血中濃度が感染組織中濃度を反映しているのは，厳密には血液-組織間の濃度平衡が成立した後の時間帯である．血中濃度が最も高い値（C_{max}）となるのは点滴終了時で，この時点ではまだ組織と血液とが濃度平衡に到達していないことが多く，感染組織の濃度と見なすには早く，血中濃度のばらつきも大きい．そのため，血液と組織との薬物濃度に平衡状態となる点滴終了時よりも遅れた時間帯の血中濃度を便宜上のC_{peak}とし，このタイミングで採取された血中濃度を評価対象とする．点滴終了からC_{peak}となる時間は抗菌薬によって異なり，点滴速度も影響する．

2012.

19）ファイザー株式会社：ザイボックス錠®600mg医薬品インタビューフォーム，2021年6月改訂（第17版）．

20）Hagihara M, et al：Population pharmacokinetics of arbekacin in different infectious disease settings and evaluation of dosing regimens. J Infect Chemother, 22：436-443, 2016.

21）Nguyen ET, et al：Community-acquired methicillin-resistant *Staphylococcus aureus* pneumonia：radiographic and computed tomography findings. J Thorac Imaging, 23：13-19, 2008.

22）Thys JP, et al：Penetration of aminoglycosides in uninfected pleural exudates and in pleural empyemas. Chest, 93：530-532, 1988.

Column 4

CYPの阻害・誘導は代謝に影響するがトランスポーターの阻害・誘導は何に影響する？

シトクロムP450（CYP）の阻害または誘導により，基質となる薬物に対する代謝能が変化するのは多くの方が直感で理解されているようです．では，トランスポーターの阻害または誘導は何に影響するでしょうか？ トランスポーターは特定の臓器への取り込みや排出に関連するものであり，したがって吸収や分布，排泄に影響します．例えば，肝取り込みに関与するOATP1B1の基質となる薬物として一般に知られているものではスタチン系の薬物がありますが，これを阻害する薬物との併用で，薬物の肝取り込み量が減り，循環血中の濃度と曝露量が増加することになります[1-3]．これは分布に関連する事象です．

▶文献

1）平田睦子ほか：シクロスポリンによるスタチン系薬剤の著しい血中濃度増加作用とその機序及び添付文書における情報の解析. Bull Natl Inst Health Sci, 123：37-40, 2005.

2）McCrea JB, et al：Pharmacokinetic drug-drug interactions between letermovir and the immunosuppressants cyclosporine, tacrolimus, sirolimus, and mycophenolate mofetil. J Clin Pharmacol, 59：1331-1339, 2019.

3）Neuvinen PJ, et al：Drug interactions with lipid-lowering drugs：mechanisms and clinical relevance. Clin Pharmacol Ther, 80：565-581, 2006.

バンコマイシンのトラフ値が9.0mg/Lと低かったので，1日投与量2.0gは変えずに，1日2回投与から1日4回投与にしてトラフ値上昇を提案する？

Clinical Question

　薬物血中濃度−時間曲線下面積（AUC）が効果の指標となる代表的な薬物にバンコマイシンがある．一般に投与開始直後から24時間経過後の1日総投与量により規定される指標であるため，1日総投与量が変わらなければ，AUCは投与回数の増減に影響を受けない．ただし，AUCを正確に測定する場合，24時間のうちに患者から複数の薬物血中濃度のサンプリングを必要とするため，患者および採血を行う医療者の負担が増える．このため現状ではAUCの代替指標として定常状態でのトラフ値を測定することが推奨されている．薬剤師Aは後輩の薬剤師から次のような相談を受けた．

> 55歳，体重62kg，血清クレアチニン値0.8mg/dLの男性です．高カロリー輸液による栄養療法中に2セットの血液培養検査からグラム陽性球菌が検出され，バンコマイシンが開始となりました．AUC/MIC ≧ 400を目標に1回1,000mgの1日2回で投与しましたが，投与開始3日目朝のトラフ値が9.0mg/Lと低値でした．そこで，トラフ値の上昇を予測して1回500mgの1日4回投与への変更を提案しようと考えていますが，AUCとトラフ濃度，投与回数の関係について教えていただけますでしょうか？

Pitfall & Tips

投与量・投与回数とトラフ濃度，ピーク濃度，AUCとの関係性を理解しておこう

1 AUCと薬物投与量との関係

　まず，AUC（mg・h/L）とは，薬物血中濃度−時間曲線下面積（area under the concentration-time curve）のことを指し，図3.11に示すように薬物血中濃度を時間で積分した値として得られる．これは，薬物がどのくらいの血中濃度で，どのくらいの時間，体内に存在したかを表す．すなわち，AUCは体内に存在した薬物量（薬物の曝露量）を示す指標

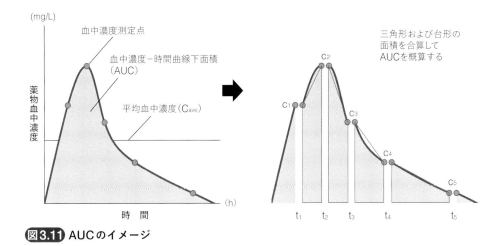

図3.11 AUCのイメージ

として用いることができる．**図3.11**に示すように，AUCは血中濃度を時間に対してプロットし，血中濃度曲線下の面積を台形法によって求めることができる．血中濃度推移の曲線の起状をならして長方形として考えた場合，高さは平均血中濃度に相当する．例えば，定常状態における24時間のAUCが240mg・h/Lであった場合，平均血中濃度は240mg・h/L ÷ 24h = 10mg/Lと計算される．すなわち，日内の血中濃度の増減をならして考え，「平均血中濃度10mg/L」が「24時間維持されていた指標」として捉えるとわかりやすい．AUCは下記の**式3.2**で示すように，平均血中濃度(C_{ave})×時間(t)で表すことができる．

$$AUC = C_{ave} \times t \qquad (式3.2)$$

一方，薬物クリアランス(CL)の観点からは，定常状態では1日の薬物投与量(D)と薬物排泄量は等しくなるため，平均血中濃度とクリアランスより1日の薬物投与量を導くことができる(**式3.3**)．

$$D = C_{ave} \times CL \times t \qquad (式3.3)$$

さらに，AUCを求める際に使用した**式3.2**と**式3.3**を組み合わせることで，AUCと薬物投与量の関係性を**式3.4**で導くことができる．

$$D = AUC \times CL \qquad (式3.4)$$

式3.4をみると，AUCと1日の薬物投与量は比例関係にあることがわかる．すなわち，上述した通りAUCとは体内に存在した薬物量を表すため，1日投与量が同じであれば，投与回数を変更しても，同じ時間帯に生体が曝露される量(AUC)は変化しない．例えば，同じ1日2,000mgのバンコマイシン投与を行う場合，**表3.6**に示すように1日1回投与から1日8回投与まで分割してもAUCは変化せず，いずれも522.2mg・h/Lと算出されることがわかる．AUCは投与回数には影響されず，投与量のみに依存するパラメータなのである．

表3.6 定常状態におけるバンコマイシンの予測濃度

投与方法	AUC (mg·h/L)	平均血中濃度 (mg/L)	トラフ濃度 (mg/L)	ピーク濃度 (mg/L)
1回250mg, 1日8回	522.2	21.8	19.2	21.4
1回500mg, 1日4回	522.2	21.8	16.8	24.8
1回1,000mg, 1日2回	522.2	21.8	14.4	32.7
1回2,000mg, 1日1回	522.2	21.8	11.4	49.1

CLcr 90.0mL/minかつ体重60kgを想定し，バンコマイシン「MEEK」TDM解析ソフト(Meiji Seikaファルマ)より算出

2 トラフ濃度およびピーク濃度と投与回数との関係

　薬物血中濃度の経時的な変化量を求めるためには，単位時間あたりの薬物の消失速度を数値化する必要がある．その消失速度の値を消失速度定数(k_e)と呼び，薬物が分布する容積(V_d)に対する薬物消失能力(CL)の比で表される($k_e = CL/V_d$)．体内からの薬物濃度の減少はk_eに基づいた指数関数($C_2 = C_1 \times e^{-k_e \times t}$)となり，$e^{-k_e \times t}$で表される一定の比率(残存率)で減少していくことになる．

　したがって，薬物は定常状態におけるピーク濃度($C_{ss, max}$)およびトラフ濃度($C_{ss, min}$)は，単回投与終了後の薬物濃度(D/V_d)，くり返し投与による薬物の蓄積率(R)を用いて，以下の式のように算出できる．

$$R = 1/(1 - e^{-k_e \times \tau}) \qquad (式3.5)$$
$$C_{ss, max} = (D/V_d) \times R \qquad (式3.6)$$
$$C_{ss, min} = (D/V_d) \times R \times e^{-k_e \times \tau} = C_{ss, max} \times e^{-k_e \times \tau} \qquad (式3.7)$$

k_e：消失速度定数，τ：投与間隔，V_d：分布容積

　式3.6，**式3.7**より，トラフ濃度およびピーク濃度は投与間隔(投与回数)の影響を受けることがわかる．この点はイメージしやすいと思われるが，1日投与量が同じ場合，投与回数が増えるにつれ1回投与量は少なくなるためピーク濃度は低下し，次回投与までの経過時間が短くなるためトラフ濃度は上昇する．**表3.6**に示すように，同じ1日2,000mgのバンコマイシン投与を行う場合，投与回数を変化させてもAUCおよび平均血中濃度は変化しないが，トラフ濃度およびピーク濃度は投与回数に依存して変化していくことがわかる．なお，ここでいう平均血中濃度(C_{ave})はトラフ濃度とピーク濃度の単純な算術平均値ではないことに注意しよう．C_{ave}はAUCを投与間隔で除することで求められる．

3 本症例におけるトラフ濃度およびAUCの算出

　以上より，本症例のようにトラフ濃度の上昇のみを期待するのであれば，1回1,000mgの1日2回投与から1回500mgの1日4回投与へ変更はまさに妥当な考え方と言える．実際に，本症例の患者パラメータを用いて，薬物動態解析ソフト(バンコマイシン「MEEK」TDM解析ソフト)でベイズ推定を行ってみると，①1回1,000mgの1日2回投与ではトラ

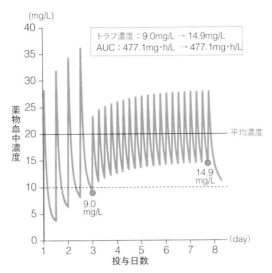

図3.12 症例の血中濃度推移

フ濃度が9.0mg/Lと目標濃度（10〜15mg/L）に到達できないが、②1回500mgの1日4回投与ではトラフ濃度が14.9mg/Lまで上昇し、目標濃度を達成できる（**図3.12**）．しかし、AUCは477.1mg・h/Lと変わらないことに注意が必要である．これはPK/PD（pharmacokinetics/pharmacodynamics）の考え方からすると意味がない．バンコマイシンのPK/PDは、臨床および細菌学的効果を得るためにAUC$_{24}$/MIC（最小発育阻止濃度）≧ 400が予測指標[1,2]とされているため、①・②案のいずれにおいても原因菌のバンコマイシンに対するMICが1.0μg/mL以下であればAUC$_{24}$/MIC ≧ 400を達成できることがわかる．つまり、単にトラフ濃度が低いというだけの理由で分割投与を行うことは、理論的には臨床効果にさほど影響を与えない．もし仮にAUC$_{24}$/MIC ≧ 400より低い値が予測される場合には、投与回数を増やしトラフ濃度を上昇させるより、1回投与量の調整により目標AUC$_{24}$/MICを確保すべきである．ただし、**Clinical Question**にも記載のあるように、AUCの算出には複数の採血点が必要となるため、日常診療ではトラフ濃度が代替指標とされている．

　なお、抗菌化学療法では、分割投与により不十分な抗菌薬の曝露が継続した場合、治療濃度域によっては新たな薬剤耐性菌を誘導する危険性が高くなることにも留意すべきである．この濃度域はmutant selection window（MSW）と呼ばれており、分割投与によりピーク濃度が低下し、耐性菌出現阻止濃度（mutant prevention concentration：MPC）を下回る時間が長くなるにつれて耐性菌株は増殖するとされている（**図3.13**）．

　以上より、1日の薬物投与量が同じ場合には、投与回数を変更することでトラフ濃度およびピーク濃度は増減するが、AUCは変化しない．したがって、本症例のようにAUCを調節したい場合には、1日の総薬物投与量を増減させる必要があることを知っておくとよい．投与量、投与回数、トラフ濃度、ピーク濃度およびAUCの関係性を理解して投与設計を行うことが、薬物の適正使用につながると考える．

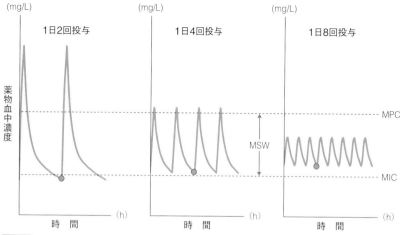

図3.13 抗菌薬の薬剤耐性に関するPK/PD理論（概念図）

Take Home Message

　治療効果が得られていない場合，基本的に2つのことを考えます．はじめに，グラム陽性球菌の菌種やバンコマイシンのMICの確認，病態をみた場合にドレナージが優先される膿瘍や抜去すべきデバイスの存在がないかの確認が必要です．もしセファゾリンに感受性を示す菌種が同定された場合はセファゾリンへの変更を検討する必要があり，バンコマイシン継続は誤った手段になりかねません．また腎障害のような副作用が生じていればトラフ濃度の上昇は誤った手段になりかねません．続いて，用法・用量の再考です．投与量，投与回数，トラフ濃度，ピーク濃度およびAUCの関係性を理解して投与設計を行うことが，薬物の適正使用につながります．どうしても分割投与による用量調整が必要な場合には，必要に応じて解析ソフトなどでAUCを予測しながら投与設計を行うことも考慮しましょう．

▶文献

1）Moise-Broder PA, et al : Pharmacodynamics of vancomycin and other antimicrobials in patients with *Staphylococcus aureus* lower respiratory tract infections. Clin Pharmacokinet, 43 : 925-942, 2004.

2）Kullar R, et al : Impact of vancomycin exposure on outcomes in patients with methicillin-resistant *Staphylococcus aureus* bacteremia : support for consensus guidelines suggested targets. Clin Infect Dis, 52 : 975-981, 2011.

バルプロ酸の有効治療域は50 ～ 100 mg/Lで，濃度測定値が105mg/Lだったので減量する？

Clinical Question

　臨床で使用する用法・用量は，有効性が得られ，副作用が生じる可能性が低い濃度，すなわち有効治療域（最小有効濃度を超え，最小中毒濃度を超えない範囲）を推移するように規定されている．特に有効治療域が狭い薬物などでは，治療薬物モニタリング（TDM）による投与設計が行われる．しかし，薬物濃度が有効治療域であっても副作用が発現したり，有効治療域を超えても副作用が発現しないこともある．それでは濃度測定値が有効治療域をわずかに超えていた場合，どのように考えればよいだろうか．ある時，薬剤師Ａは医師から次のような減量提案を受けた．

> 31歳，体重55kg，血清クレアチニン値0.6mg/dLの通院中の女性です．脳腫瘍に対する開頭摘出術後の症候性てんかんにバルプロ酸錠1回400mgを1日2回とレベチラセタム錠1回250mgを1日2回で投与中です．抗菌薬や解熱鎮痛薬の併用はありません．バルプロ酸の3ヵ月前の測定値は80mg/Lでしたが，今回は有効治療域である50 ～ 100mg/Lを超える105mg/Lを示したので減量した方がよいでしょうか？

Pitfall & Tips

薬物濃度データは投与間隔や測定時点による影響を受けるため，治療域の閾値付近のデータの解釈は慎重であるべき

　TDMにおける質問である．結論から言えば，医師から提示されている情報では減量という判断はできないと考えられる．

　まずバルプロ酸は長年使用されてきた薬物であり，てんかんや躁うつ病の治療に用いられている．消化管からの吸収は90％以上と非常に良好で，主たる消失経路は肝臓におけるβ酸化やCYPによる代謝であり，尿中への未変化体の排泄率は投与量の5％未満である．そのため，Clinical Questionにあるような若齢女性かつ正常腎機能の患者において特別に留意が必要な点はないと考えられる．

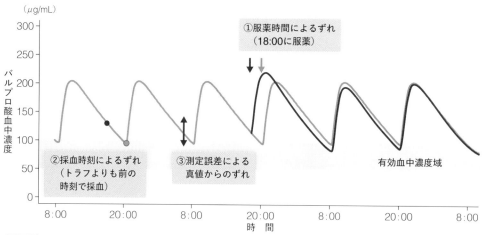

図3.14 デパケン®錠（バルプロ酸非徐放）を1日2回空腹時投与したときの定常状態血中濃度推移

ー：正確に12時間間隔で服薬されたとき
ー：2日目の夕方服薬が2時間早かったとき

　考えるべきポイントは大きく分けて3つある．1つ目は濃度測定値がどのような服薬・測定状況で得られたものか，2つ目はバルプロ酸の有効治療域である50〜100mg/Lがどのくらい厳密なものなのか，3つ目は減量判断が血中濃度データのみでなされるべきかというポイントである．

1 濃度測定値がどのような服薬・測定状況で得られたものか（図3.14）

　まず，薬物濃度測定は薬物投与後いつ行われたかということの確認が重要である．トラフ濃度として服薬前に採血されていることと，用法・用量が遵守されていることを確認せねばならない．薬物の血中濃度は投与した後の濃度の変化幅が大きく，血中濃度の値を比較するためには，用法が同じであり投与後同じ時間で比較されていることが大原則である．臨床現場においては服薬後どのくらいの時間の血中濃度を測定するかを厳密にはコントロールできないであろうが，少なくとも用法・用量を遵守した上で服薬前に採血された濃度であるかどうかの確認は必要である．

　表3.7 にデパケン®およびデパケン®R錠の薬物動態パラメータを示す[1]．また，理解を容易にするために**図3.14**にデパケン®錠を反復投与したときの定常状態血中濃度推移を示した．デパケン®錠の消化管吸収は速やかであり，空腹時であれば最高血中濃度到達時間（T_{max}）は0.9時間，つまり1時間程度で血中濃度はピークに達する．デパケン®R錠は徐放性製剤であるため血中濃度は緩徐に上昇するが，消化管からの吸収は食事や運動による影響を受けるため，服薬直後であれば徐放性製剤の特性から想定する以上に血中濃度が上昇する可能性もある．そのために服薬前に採血されているかという確認は重要である．

　また，直前服薬からの経過時間も重要である．バルプロ酸は1日2回投与であり，その血中消失半減期はおおよそ12時間程度である．患者が12時間間隔で正確に服薬している可能性は少なく，服薬から採血までの時間が3ヵ月前と今回の2回の血中濃度採血におい

表3.7 バルプロ酸の薬物動態パラメータ

パラメータ	デパケン®R錠(徐放錠:200mg)		デパケン®錠(非徐放錠:200mg)	
	空腹時投与	食後投与	空腹時投与	食後投与
k_a(/h)	0.241±0.059	0.333±0.109	16.613±18.212	0.885±0.225
k_e(/h)	0.0566±0.0142	0.0647±0.0289	0.0755±0.0155	0.0918±0.0221
V_d(L)	14.00±2.03	12.84±1.35	9.67±1.17	9.09±0.42
Lag time(h)	2.08±0.32	2.45±0.35	0.20±0.07	0.51±0.25
T_{max}(h)	10.26±1.51	8.95±1.08	0.92±0.57	3.46±0.66
C_{max}(μg/mL)	27.9±5.3	31.4±5.3	59.4±6.7	50.6±4.2
$AUC_{0\sim\infty}$(μg·h/mL)	863±271	843±262	964±236	868±195
$t_{1/2}$(h)	12.92±3.34	12.18±4.03	9.54±2.07	7.92±1.78

薬物速度論的パラメータ(mean±SD, $n=8$)
k_a:吸収速度定数, k_e:消失速度定数, V_d:分布容積, Lag time:吸収待ち時間(投与後血中に薬物が検出されるまでの時間),
T_{max}:最高血中濃度到達時間　C_{max}:最高血中濃度　AUC:血中濃度曲線下面積　$t_{1/2}$:消失半減期

(文献1より引用)

て何時間かずれていてもおかしくはない。さらに、薬物の消失半減期には個人差があり、半減期が短い人ほど採血時間のずれが血中濃度測定値の違いに大きく表れる。これは薬物濃度データの評価上、非常に重要なことであり、生化学検査などの臨床検査値にはない特徴である。加えて、病院で測定されている薬物濃度や生化学検査値は一般に10～20%程度の測定誤差が生じることが知られている。このため、3ヵ月前と今回の2回の血中濃度測定結果を単純に比較してよいのかどうか、まず考慮するべきであろう。

2 バルプロ酸の有効治療域である50～100mg/Lがどのくらい厳密なものなのか

　次に有効治療域について考えてみる。医師は有効治療域の上限である100mg/Lを超えることを理由に減量についての意見を求めているが、バルプロ酸の有効な血中濃度範囲は文献によって報告値が異なる。

　例えば、わが国で用いられているデパケン®、デパケン®R錠のインタビューフォームには、有効治療域は40～125mg/Lと記載されている[1]。一方、『抗てんかん薬TDM標準化ガイドライン2018』[2]では50～100mg/Lという報告を根拠としている[3]。治療濃度域はさまざまな研究において矛盾なくオーバーラップしているが、その境界値は厳密に決められたものとは言えない。なぜなら、上限値を超えれば必ず副作用が生じるというものでもなければ、治療濃度域にありさえすれば有効であるというものでもないからである。

　また、同じ薬を服薬しても患者によって効いたり効かなかったりするが、これには2つの理由がある。1つ目は同じ用量を投与しても体内に吸収され、血中を循環する濃度の持続時間が代謝酵素や輸送担体などの個人差により異なる「薬物動態の個人差」である。2つ目は仮に2人の患者の血中濃度推移がまったく同じであったとしても作用の程度には違い

が表れる「薬力学的な個人差」である．そのためTDMの結果が仮に75mg/Lであったとしても有効な患者もいれば作用が不十分な患者もおり，副作用がみられない患者もいればすでに副作用がみられる患者もいる．こう考えると，治療濃度域の境界値を厳密に考えることには大きな意味がないことがわかるだろう．

③ 減量判断が血中濃度データのみでなされるべきか

　最後に，減量判断は薬物濃度データのみによってなされるべきかということである．臨床現場でTDMとして薬物濃度データを評価するのは，薬物濃度がその有効性や副作用の予測について重要な指標であるからにほかならない．しかし，最初に論じたように有効性や副作用の出方には個人差があり，境界値についての厳密な議論は難しい．有効治療域はバルプロ酸を投与されけいれんをコントロールできた患者の血中濃度モニタリング結果[4]と，その際みられた副作用の結果を考察して設定されたものであるため，過去の患者の服薬歴と所見を考慮した上で副作用やその徴候を疑わせるような所見があるかどうか，ということは重要なポイントであろう．

Take Home Message

　われわれ薬剤師は薬物血中濃度を評価しますが，その目的は疾患の治療が適切に行われているか評価するためであることを忘れてはいけません．有効治療域という定量的な数値の幅に薬物濃度を調節することは狭義のTDMですが，薬を服用している患者の状態を含めて評価することが広義のTDMです．まずは，これまでの服用履歴が毎日一定であったかということと採血タイミングが投与前か確認する必要があります．入院時の配薬は定時で行われても自宅で決まった時間に薬を内服することはまれです．また有効血中濃度という言葉自体の理解も必要であり，さまざまな資料において有効血中濃度が異なる場合もあります[1, 2]．よってまずは血中濃度を有効治療域に維持することが重要です．しかし，有効治療域にはないが境界付近の薬物血中濃度にある場合，優先されるべきは患者の状態であり，その後にどのような投与設計を行うか熟考することが重要です．

▶文献

1）協和キリン株式会社：デパケン®錠医薬品インタビューフォーム，2021年12月改訂（第2版）．
2）日本TDM学会編：抗てんかん薬TDM標準化ガイドライン2018，金原出版，2018．
3）Chadwick DW：Concentration-effect relationships of valproic acid. Clin Pharmacokinet, 10：155-163, 1985.
4）Klotz U, et al：Valproic acid in childhood epilepsy：anticonvulsive efficacy in relation to its plasma levels. Int J Clin Pharmacol Ther Toxicol, 18：461-465, 1980.

脂溶性薬物だから組織移行性が良い，水溶性薬物だから組織移行性が悪い？

Clinical Question

　脂溶性薬物は分布容積が大きく，水溶性薬物は分布容積が小さい傾向がある．分配係数（partition coefficient：P）は脂溶性か水溶性かを判断するための数値とされ，一般的に 1＜分配係数（log P ＝プラス）であれば脂溶性，分配係数＜ 1（log P ＝マイナス）であれば水溶性とされる．例えば，β-ラクタム系抗菌薬メロペネムの分配係数は 1×10^{-3} 以下（log P ≦ − 3）であり水溶性，対照的にリネゾリドの分配係数は 3.55（log P ＝ 0.55）となるため脂溶性とされる．それでは分配係数に基づく水溶性・脂溶性だけで組織移行性は判断できるのだろうか．薬剤師Aは注射剤鑑査中の薬剤師から次のような相談を受けた．

> 70歳，体重36.7kg，血清クレアチニン値0.45mg/dLの女性です．神経鞘腫に対して開頭腫瘍摘出術を行い，術後に発熱を認め，髄液培養からグラム陽性の腸球菌が検出されました．抗菌薬としてリネゾリド1,200mg/ 日が処方されていますが，組織移行は薬物の水溶性・脂溶性だけで判断すればよいのでしょうか？

Pitfall & Tips

薬物の組織移行性には脂溶性・水溶性だけでなくpH，組織の解剖学的特徴，タンパク結合率，輸送担体が複雑に関与している

　薬物の組織移行性においては水溶性・脂溶性は重要な要因である．その一方，組織移行性を理解するためには水溶性・脂溶性のみならず，まずは組織移行性に影響を与える要因について整理しておいた方がよい．

　投与部位で直接作用するような薬物を除けば，薬物が作用を発現するためには全身循環血から標的組織内へ移行しなければならない．薬物分子の移行は濃度が高い方から低い方へ濃度勾配に従って生じるが，組織移行のためには細胞膜を透過する必要がある．

　まず，物理化学的な面から考察する．細胞膜は脂質二重層でできており，表面は親水性であるが内部は疎水性の環境となっているため，透過しようとしている分子の親水性が高い場合やイオンとして荷電している場合は，細胞膜の内部に入ることができず，移行性は

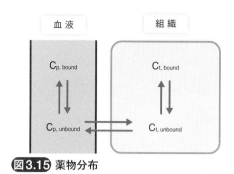

図3.15 薬物分布

C_p：血漿中薬物濃度, C_t：組織中薬物濃度.
boundは血漿, 組織それぞれにおける結合
形濃度, unboundは非結合形濃度を示す.

悪くなる. タンパク質はその表面が親水性になっているため脂質二重層を通過することはできず, タンパク質に結合している薬物分子も膜透過はできない（**図3.15**）. そのため, 薬物の組織移行においては血漿タンパクに結合していない非結合形薬物が重要である. 定常状態においては, 組織中の非結合形濃度と血漿中の非結合形濃度が等しい状態になる.

　肝疾患などによって血中のアルブミン濃度が変動した場合や, タンパク結合に対して薬物相互作用が考えられる場合などは組織移行性が変化する可能性を頭に入れておく必要がある. 薬物の結合形濃度と非結合形濃度は, Langmuirの式で表される.

$$r = \frac{C_{bound}}{P} = \frac{n \cdot K \cdot C_{unbound}}{1 + K \cdot C_{unbound}} \qquad (式3.8)$$

r：タンパク-薬物結合比, C_{bound}：薬物の結合形濃度, $C_{unbound}$：薬物の非結合形濃度, P：タンパク濃度, n：タンパク1分子あたりに結合する薬物分子数, K：タンパク質と薬物の結合定数

　この式から, 薬物と結合するタンパク質の濃度が変化した場合, 結合形薬物と非結合形薬物の濃度比が変わることが理解できる. 薬物の多くはアルブミンに結合することが知られており, 肝疾患によってアルブミン濃度が低下すればタンパク結合率が低下する.

　また, 生理学的な血漿中のpHは7.4であり, このときに薬物の分子形とイオン形の比率はHenderson-Hasselbalch式で表されるように, 薬物分子固有のpK_aによって決まる. 細胞膜を透過できるのは分子形のみである.

$$pH = pK_a + \log \left[\frac{A^-}{HA} \right] \qquad (式3.9)$$

［HA］：酸の分子形濃度, ［A⁻］：酸のイオン形濃度

　次に分子の脂溶性である. 脂溶性は一般的に, オクタノール/水分配係数（log $P_{oct/w}$）が用いられる. 脂溶性が高い場合, 薬物分子は細胞膜に対して血漿中よりもより高濃度に溶け込む. また, 細胞内にも膜成分は存在しているため, 脂溶性が高い薬物分子は組織中に高濃度に分布しやすくなる. 脂溶性は分子にどのくらいの無極性な構造が存在するかに依

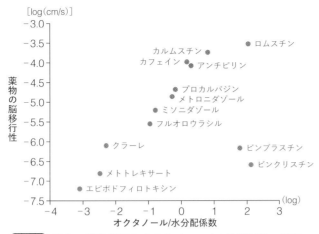

図3.16 薬物の脳移行性とオクタノール/水分配係数の関係
（文献1より引用，一部改変）

存するため，分子量が大きいほど高くなる傾向にあり，また，プロスタグランジンやステロイドのように分子内に極性官能基がほとんどなく炭化水素がメインな物質では高くなる．

　最後に生理学的な側面からも考えてみよう．臓器は毛細血管によって環流されているが，毛細血管の内皮細胞の間には隙間が空いており，血漿成分が細胞間液として滲出できるようになっている．これは血漿成分に含まれる栄養分の供給にとって重要であるが，中枢における血管内皮細胞はタイトジャンクションによって密に接合しており，細胞間のルートを通って薬物が移行することは困難になっている．これに加え，血管内皮細胞には細胞内に移行した薬物を血液側へ再度排出しようと，濃度勾配に逆らう能動輸送担体（トランスポーター）が発現している．薬物が能動輸送担体の基質になっている場合は，血漿中非結合形濃度と組織中非結合形濃度の比が物理化学的に考えられるレベルよりも大きく低下することがありうる．**図3.16**に薬物の脳内移行性とオクタノール/水分配係数をプロットした結果を示す[1]．全体的に正の相関はみられるが，一部の薬物はその相関から外れており脳移行性が悪い．これは，その薬物が血液脳関門に発現するP-糖タンパクの基質になっており，内皮細胞から血液側にくみ出されるからである．また逆に，肝臓や腎臓の血管側に発現する輸送担体のように，薬物を能動輸送により積極的に取り込む場合もある．

　薬物の組織移行性の量的な指標として，組織中濃度（C_t）と血漿中濃度（C_p）の比として**式3.10**に示すように組織-血漿分配定数（K_p）を考えることができる．この値はどのくらいの薬物が組織に分布しているかを表しており，これまで説明してきたようなさまざまな要因から決まってくるものである．

$$K_p = \frac{C_t}{C_p} \qquad （式3.10）$$

　組織移行性の難しい点は臨床における評価の難しさであろう．医療倫理的に患者の組織採取は容易にできないため，医薬品の開発過程においては組織分布の動物データしか得ら

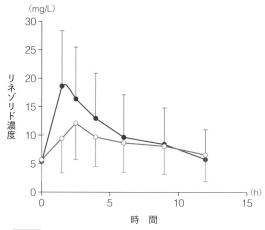

図3.17 グラム陽性菌感染のために髄液ドレナージを施術された患者における血清(●, *n* = 14)および髄液中(○, *n* = 9)リネゾリド濃度推移

(文献6より引用, 一部改変)

れていないことが一般的である．だが，抗菌薬のようにさまざまな組織が標的部位となるような薬物の場合は，手術患者などにおいて貴重な組織移行性データが取得されていることがある．例えばリネゾリドであればヒトにおける肺胞被覆液[2]，炎症性水疱中濃度[3]，筋肉・骨中濃度[4]，脳脊髄液濃度(**図3.17**)[5,6]が測定されている．

Myrianthefsらの報告[6]によれば，髄液中濃度をベースにしたAUC_{0-24h}/MIC_{90}比(AUC_{0-24h}：24時間髄液中薬物濃度−時間曲線下面積，MIC_{90}：90%最小発育阻止濃度)は50.8であり，MICが2mg/L程度の菌種(腸球菌を含む)については十分曝露されていると考えられている．

薬物の組織移行性を考慮するのは，脂溶性という要因だけで単純に考えてよいものではなく，さまざまな要因が影響している．これらの要因を正確に理解しておくことは，薬物の体内動態を考える上では重要であろう．もし特定の標的組織についての移行性に関心があるのならば，文献情報を検索することも重要である．

Take Home Message

"組織移行性"は難しい問題です．薬物は同じでも組織によって移行性が大きく異なるため，どの組織に対しての移行性なのかを明確に理解する必要があります．ここでいう組織移行性とは，漠然とした"組織"ではなく，感染症治療薬なら感染部位への，アルツハイマー病治療薬なら脳への，胃腸薬なら消化管への移行性を指します．薬物の組織への移行には，輸送経路，生体膜に存在するトランスポーター，分子量・分子の立体構造，極性およびpHなどが複雑に関連しているため，タンパク結合率，分子量，極性および分布容積

だけで説明することは困難です．低いタンパク結合率，低分子量，脂溶性かつ分布容積が
大きい薬物は組織移行性も良い傾向にあるのは間違いありません．しかし，細胞外液から
細胞内液を経た各組織への移行には，何段階もの動態過程が存在します．要約すると，本来，
"組織移行性"に関する議論は，薬物ごと，組織ごとに，また，各論的に考察される必要が
あります．最後に文献情報などでは，血液中の薬物濃度を1（もしくは100％）としたとき
の各組織濃度が表示されている場合や実際の薬物濃度が記載されていることもあるので，
表示単位に注意してください．

▶ 文献

1) Levin VA : Relationship of octanol/water partition coefficient and molecular weight to rat brain capillary permeability. J Med Chem, 23 : 682-684, 1980.

2) Conte JE Jr, et al : Intrapulmonary pharmacokinetics of linezolid. Antimicrob Agents Chemother, 46 : 1475-1480, 2002.

3) Gee T, et al : Pharmacokinetics and tissue penetration of linezolid following multiple oral doses. Antimicrob Agents Chemother, 45 : 1843-1846, 2001.

4) Lovering AM, et al : Penetration of linezolid into bone, fat, muscle and haematoma of patients undergoing routine hip replacement. J Antimicrob Chemother, 50 : 73-77, 2002.

5) Villani P, et al : Cerebrospinal fluid linezolid concentrations in postneurosurgical central nervous system infections. Antimicrob Agents Chemother, 46 : 936-937, 2002.

6) Myrianthefs P, et al : Serum and cerebrospinal fluid concentrations of linezolid in neurosurgical patients. Antimicrob Agents Chemother, 50 : 3971-3976, 2006.

初回負荷投与を行うと
定常状態への到達が早くなる？

Clinical Question

　一定の血中濃度が維持される定常状態への到達時間は，薬物の消失半減期の影響を受ける．そのため，消失半減期の長い薬物を早期に目標血中濃度へ到達させる場合，投与初期において1回投与量や1日投与量を増やす初回負荷投与を必要とすることがある．あるとき，薬剤師Aは同僚の薬剤師から次のような相談を受けた．

> 69歳，体重45kgの女性です．食道破裂にて救急搬送され，同日緊急手術が施行されました．第10病日より発熱，白血球上昇，腹部ドレーン排液の白濁を認め，ドレーンよりメチシリン耐性黄色ブドウ球菌（MRSA）が検出されたため，第14病日にテイコプラニンが開始予定です．体重に応じて初回は負荷投与する予定ですが，負荷投与を行うことで速やかに血中濃度が上昇するため，定常状態への到達が早くなると考えてよいでしょうか？ またすべての薬物に対して，初回負荷投与は有用なのでしょうか？

Pitfall & Tips

厳密には，初回負荷投与により定常状態への到達が早くなるわけではありません

　初回負荷投与を行うことにより，目標とする血中濃度域に速やかに到達することが可能となるが，定常状態に到達する時間は変わらない．定常状態への到達時間はあくまでも消失半減期によって規定され，初回負荷投与の場合も通常の投与と同様，消失半減期の約4〜5倍で定常状態に到達する．テイコプラニンの母集団薬物動態パラメータ[1]から，初回負荷投与あり/なしでの血中濃度をシミュレートした結果を**図3.18**（濃度推移全体）および**図3.19**（トラフ濃度推移）に示す．初回負荷投与により，投与1日目から比較的高い血中濃度を達成することが示唆された（**図3.18**）．一方で，定常状態への到達スピードや定常状態での血中濃度は初回負荷投与なしの場合と変わらないことが，シミュレーション結果から確認できる（**図3.19**）．

　このように，目標とする血中濃度域に早く到達したいときに初回負荷投与は有用である

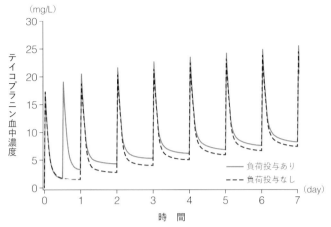

図3.18 テイコプラニンを反復投与したときの血中濃度推移のシミュレーション結果

初回負荷投与なし：200mgを1日1回（1日用量として200mg）
初回負荷投与あり：200mgを1日2回（1日用量として400mg，投与1日目），200mgを1日1
　　　　　　　　　回（1日用量として200mg，投与2日目以降）
初回負荷投与により，比較的早いタイミングで高い血中濃度が達成できていることがわかる．
※シミュレーションは添付文書の用法・用量で行った．

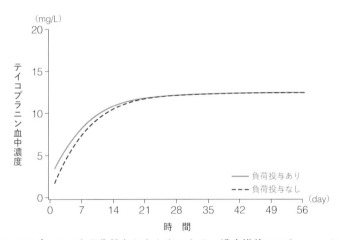

図3.19 テイコプラニンを反復投与したときのトラフ濃度推移のシミュレーション結果

初回負荷投与なし：200mgを1日1回（1日用量として200mg）
初回負荷投与あり：200mgを1日2回（1日用量として400mg，投与1日目），200mgを1日1
　　　　　　　　　回（1日用量として200mg，投与2日目以降）
初回負荷投与により，定常状態への到達スピードは変わらない．
※シミュレーションは添付文書の用法・用量で行った．

が，消失半減期が数時間と短く，反復投与を開始して速やかに定常状態へ到達する薬物の
場合，初回負荷投与は不要である．消失半減期が1日以上と長い薬物の場合も，初回負荷
投与なしで目標濃度域へ速やかに到達するのであれば，初回負荷投与は不要である．また，
初回負荷投与実施時の血中濃度上昇により副作用が懸念されるケースでは，初回負荷投与
は推奨されない．

Take Home Message

　テイコプラニンは，薬物血中濃度が多相性に推移し，消失相における半減期が極めて長いことで知られています[2]．そのため，テイコプラニンが定常状態に達するためには，通常14日間以上の反復投与を必要とします．また，テイコプラニンは主に腎臓から排泄されるため，腎機能低下例ではさらに消失半減期が延長してしまいます．したがって，このような薬物を投与する際には，薬物の消失能力（クリアランス）にかかわらず体重に合わせた初回負荷投与を行い，速やかに有効血中濃度域へ到達させることが効果的な場合があります．しかし，上述の通り初回負荷投与により血中濃度は目標値に到達しますが，実際には定常状態ではないことを理解しておく必要があります．初回負荷投与後に採血をして血中濃度が良好であったとしても，その後の維持用量に過不足があれば血中濃度は上昇または低下してしまうことに注意しましょう．

▶文献

1）中山貴美子ほか：成人におけるteicoplaninの母集団薬物動態解析．日本化学療法学会雑誌，54：1-6, 2006.
2）Wilson AP：Clinical pharmacokinetics of teicoplanin. Clin Pharmacokinet, 39：167-183, 2000.

透析患者は透析中の薬物除去率を考慮して投与量調整を行えばよい？

Clinical Question

　慢性透析導入患者に対する薬物投与量設計は困難なケースも多く，特に感染症治療薬は透析により除去されやすい腎排泄型薬物が多いため，投与量設計が問題になりやすい．そのため，しばしば添付文書に記載されている「透析除去率を用いた投与量調整」が行われているが，この情報だけで透析患者における薬物動態を正確に把握することはできるだろうか？　薬剤師Aは後輩の薬剤師から次のような相談を受けた．

> 65歳，体重57kgの2型糖尿病の男性です．17年前より慢性腎臓病で血液透析を導入していますが，わずかに尿量があり，クレアチニンクリアランス（CLcr）として10mL/min程度の腎機能が残存すると考えます．かかりつけ歯科にて下顎第二大臼歯抜歯後，右側頬部に腫脹および疼痛を認めたため，かかりつけの内科病院に入院しました．患部切開時の膿瘍および血液培養より *Enterococcus faecium* を検出したため，バンコマイシン1,000mgの初回投与が予定されていますが，緊急入院であり透析実施日は未定です．インタビューフォームには透析除去率として10.4〜58.5％と記載されていますが，この場合，バンコマイシンの血中濃度推移はどのように考えたらよいでしょうか？

Pitfall & Tips

透析に伴う変化は「除去率」ではなく「クリアランス」として捉え，透析中のみ生体クリアランスに透析クリアランスが追加されると考えるとよい

1 血液透析（HD）とは

　透析は，基本的に拡散や限外ろ過といった単純な物理現象に依存した物質除去である[1]．特に間欠的な血液透析（hemodialysis：HD）の場合には，透析膜に非常に小さな孔が空いているため，分子量の小さな物質は濃度の濃い方から薄い方，つまり血液側から透析液側に濃度が等しくなるまで移動し（拡散），その結果，薬物除去が行われる（図3.20）．加えて，血液浄化器（ダイアライザ）の中で透析液側に陰圧（引っ張る力）をかけることで血液側

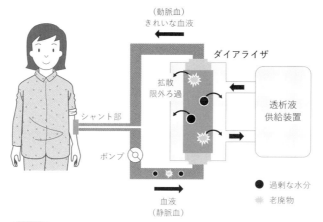

（動脈血）
きれいな血液

ダイアライザ

拡散
限外ろ過

シャント部

ポンプ

透析液
供給装置

● 過剰な水分
⁂ 老廃物

血液
（静脈血）

図3.20 血液透析の仕組み

から水や物質を移動させ（限外ろ過），濃度勾配のない水分や分子量が大きいバンコマイシンなど拡散のみでは除去しきれない物質の除去も可能にしている．

2 血液透析による薬物動態変化の考え方

　透析による薬物動態パラメータの変化は，「透析実施中の全身クリアランスを相加的に増加させること」として捉えるとよい．従来，透析患者における薬物投与量調整は「除去率」という言葉で説明されてきた．しかし，除去率は投与設計に用いるのは困難である．なぜなら，除去率とは透析前後の血中濃度低下率を表すが，透析クリアランス（CL_{HD}）のほかに，分布容積（V_d），血漿タンパク結合率の要素により構成されているために，例えば顕著な水分貯留により V_d が変化している患者，あるいは，薬物相互作用や血漿タンパク量の低下により血漿タンパク結合率が低下している患者では，除去率は変化してしまう．また，除去率のみを考慮して透析時の投与量調整を行うと，透析患者においても残腎機能がある場合や透析実施が中止された場合などイレギュラーな状況に対してどのように対処すればよいか判断できず，正確に患者の薬物動態を把握することが困難となってしまう．そこで，透析に伴う変化を「除去率」ではなく「クリアランス」として捉え，より具体的に評価することが求められる．すなわち，透析患者の全身クリアランスは「非透析中は生体クリアランス（CL_{nonHD}）のみとし，透析実施中の3〜4時間だけ透析クリアランスを追加する」という考え方につなげることができれば，どのような薬物の濃度推移もイメージすることができる．

非透析時	透析時
$CL_{tot} = CL_{nonHD}$	$CL_{tot} = CL_{nonHD} + CL_{HD}$

　そこで，**図3.21** に示す透析実施時の血中濃度推移を実際に計算式で導いてみたい．まずは，負荷投与直後の濃度C1を算出する際には，投与量（Dose）と V_d の関係性より下記式で求めることができる．

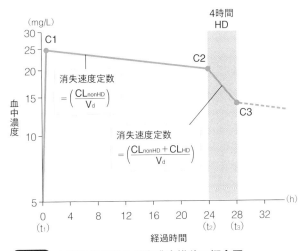

図3.21 血液透析患者の血中濃度推移の概念図

$$C1 = Dose/V_d$$

　次に，透析前の濃度C2は，C1から生体クリアランスのみに依存した消失速度定数（k_e）で低下していく．その際のk_eをCL_{nonHD}/V_dとして表し，C1からC2までの経過時間を$t_{1\text{-}2}$とした場合に，C2は下記式より算出される．

$$C2 = C1 \times e^{-(CL_{nonHD}/V_d) \times t_{1\text{-}2}}$$

　そして，C2から血液透析が開始される場合には，その後の消失過程は生体クリアランスに透析クリアランスが追加されるため，k_eは$(CL_{nonHD} + CL_{HD})/V_d$へ増大する．tに透析時間を代入することで，C3は下記式より算出される．

$$C3 = C2 \times e^{-[(CL_{nonHD} + CL_{HD})/V_d] \times t_{2\text{-}3}}$$

　あとは，上述の算出式をくり返すことで，透析実施後の血中濃度推移も予測することが可能となる．

　なお，バンコマイシンのV_dを0.7L/kg，CL_{nonHD}を$0.65 \times CL_{cr}$とし，透析日を初回投与24時間後，透析クリアランスを既存報告[2, 3]よりおよそ50mL/minと見積もった場合，**Clinical Question**に記載された症例での濃度C1, C2, C3は，それぞれおよそ25mg/L，20mg/L，14mg/Lと算出される（**Appendix**）．『抗菌薬TDM臨床実践ガイドライン2022』[4]では，血液透析患者に対するバンコマイシンの維持投与量について「初回以降は透析日のみに透析後に通常量の半量（7.5〜10mg/kg）投与を行う」と記載している．本症例もC3時点で有効治療濃度域以下まで低下しており，透析後にバンコマイシンの追加投与を検討すべきである．ただし，本稿で述べた内容は残腎機能，透析膜の孔径，透析の実施条件などにより異なるため，必ずしも血中濃度の予測精度や臨床効果までを保証するものではない．そのため，実臨床においては症例ごとに適宜TDMを実施し，実測した血中

濃度と治療反応性を考慮した上で投与量の提案を行う必要がある．

Take Home Message

　薬物動態学的には，透析クリアランスはダイアライザを1つの消失臓器と見立て，腎クリアランスや肝クリアランスと同列に扱うことが可能なパラメータです．そのため，透析患者においては，生体のクリアランスにダイアライザの透析クリアランスを加えたものが透析実施中の全身クリアランスとなります．この関係性を理解しておくことで，例えば予期せず透析日が延期されてしまった場合や，血中濃度を透析前や透析途中に測定してしまった場合においても，正確な時間経過さえ把握できれば濃度推移をある程度可視化することができます．添付文書には透析患者に対する薬物投与量や投与間隔まで言及しているものは少なく，透析時の薬物動態情報についても不明瞭な場合が多いですが，この点は症例ごと，薬物ごとに考察を積み重ねていくことで，薬剤師らしい個別薬物療法適正化へ寄与できるようになります．

Appendix

　65歳，体重57kg，CLcr 10mL/minの血液透析患者に対して，バンコマイシンを初回1,000mg投与し，初回投与24時間後に4時間の血液透析を実施した場合を想定し，血中濃度を算出した．なお，$V_d = 0.7$L/kg，$CL_{nonHD} = 0.65 \times CL_{cr}$，$CL_{nonHD} = 50$mL/minとした．

$$\cdot C1 = \frac{1{,}000\text{mg}}{39.9\text{L}} = 25\text{mg/L}$$

$$\cdot C2 = 25\text{mg/L} \times e^{-\frac{0.39\text{L/h}}{39.9\text{L}} \times 24\text{h}} = 20\text{mg/L}$$

※ $CL_{nonHD} = 0.65 \times 10$mL/min $= 6.5$mL/min $= 0.39$L/h

$$\cdot C3 = 20\text{mg/L} \times e^{-\frac{0.39\text{L/h} + 3\text{L/h}}{39.9\text{L}} \times 4\text{h}} = 14\text{mg/L}$$

※ $CL_{HD} = 50$mL/min $= 3$L/h

▶文献

1) 平田純生ほか編著：透析患者への投薬ガイドブック．改訂3版，じほう，2017．
2) 五十嵐正博ほか：血液透析症例におけるvancomycinの適正投与方法の検討．日本化学療法学会雑誌．51：693-702, 2003．
3) St Peter WL, et al：Clinical pharmacokinetics of antibiotics in patients with impaired renal function. Clin Pharmacokinet, 22：169-210, 1992．
4) 日本化学療法学会／日本TDM学会：抗菌薬TDM臨床実践ガイドライン2022．2022．

肝臓で代謝阻害を有する薬物を併用・中止した場合の薬物血中濃度はどうなる？

Clinical Question

　シトクロム P450（CYP）を介した薬物代謝酵素の相互作用は，主に CYP が阻害または誘導を受けることによって引き起こされる．特に，臨床上では CYP の阻害に起因する相互作用を有する薬物に接する機会も多い．この場合，投与中の薬物のクリアランスは低下し，体内動態や薬力学に影響を及ぼす場合があるため注意を要する．相互作用の影響が強い薬物を併用しなければならない状況では，もう一方の薬剤を投与中止してから開始することもある．しかし，CYP の阻害効果の程度や持続時間などを考慮した投与設計を行うためには，薬物相互作用のメカニズム（可逆的あるいは不可逆的）から理解していくことが大切である．ある時，薬剤師 A は同僚の薬剤師から次のような相談を受けた．

> 67歳の女性患者が肝細胞癌の治療目的で入院されました．初回面談にて昨日までヘリコバクター・ピロリ菌除菌のためクラリスロマイシン，アモキシシリン，ボノプラザンを服用していたことを確認できています．主治医より入院後の不眠時指示としてスボレキサントが処方されましたが，クラリスロマイシンとの併用は禁忌であることが確認されました．しかし，クラリスロマイシンの消失半減期を考慮すればすでに体内から消失しているため，スボレキサントへの相互作用はないと考え直し，主治医への問い合わせはしませんでした．肝臓で代謝阻害を有する薬物を中止した場合は，相互作用による薬物血中濃度への影響はないと考えてよいのでしょうか？

Pitfall & Tips

代謝阻害のメカニズムを理解し，血中濃度の変化を予測しよう

　複数の薬物を併用したときに生じる薬物相互作用には，さまざまなメカニズムが報告されているが，大きく分類すると，薬物の血中濃度が変化する「薬物動態学的相互作用」と，血中濃度は変化せず薬理作用が変化する「薬力学的相互作用」に分けられる．臨床的に頻度の高いのは薬物動態学的相互作用である．薬物の吸収，分布，代謝，排泄が他の薬物に

より影響を受け，血中濃度が変動することによって過剰な効果の発現（中毒）や効果の減弱が起こる．その代表的なものが肝臓における薬物代謝酵素活性の阻害および誘導を介するもので，薬物相互作用全体の約40％を占めることが報告されており，その多くがCYPを介した機序である[1]．

　本症例のように，CYP阻害薬を併用する場合，一般に基質薬の代謝が抑制されて血中濃度が上昇し，副作用の発現リスクが高まる．このCYPの阻害は，可逆阻害と不可逆阻害に大別され，代謝阻害の相互作用がどれくらい持続するかを推定し，投与設計に活かすためには，阻害のメカニズムを把握することが重要である．表3.8にCYP阻害薬とCYP分子種の関係について示す．なお，本項では薬物相互作用の代謝阻害に焦点を当てるため，全般的な内容については成書を参照されたい[2,3]．

1 可逆的な代謝阻害を介する相互作用での薬物動態変化

　まず，臨床で認められる代謝阻害の多くは酵素の可逆阻害によるものである．酵素阻害の程度は，阻害薬濃度（$[I]$）と阻害定数（K_i）の比（$[I]/K_i$）によって決められるため，阻害薬が体内から消失すれば阻害効果も同時に消失する．

　例えば，シメチジンを併用することにより，β遮断薬プロプラノロールの血中濃度が上昇することが報告されており，両者は併用注意とされている．Heagertyらは，シメチジン（1,000mg/日）を併用した際の血中プロプラノロール濃度は，単独投与時と比較して約2倍に上昇したことを報告した（図3.22）[4]．しかし，シメチジンの消失半減期は約2時間と短いことから，同報告では薬物併用から8〜10時間ほど経過した時点で，プロプラノロール濃度は単独投与時とほぼ同程度の血中濃度推移となっている．すなわち，シメチジンが体内から消失する時間を経過すれば，代謝阻害の効果も消失すると考えられる．一方，Neuvonenらは，イトラコナゾール（200mg/日）投与と同時および3，12，24時間後にトリアゾラムを投与した場合，非併用時と比較して薬物血中濃度-時間曲線下面積（AUC）が

表3.8 薬物代謝に関わる代表的なCYP分子種とその阻害薬

CYP分子種	阻害薬
CYP1A2	キノロン系抗菌薬（エノキサシン，ノルフロキサシン，シプロフロキサシン），フルボキサミン，メキシレチン，プロパフェノン，フラフィリン，α-ナフトフラボン
CYP2C8	gemfibrozil，トリメトプリム，モンテルカスト，ケルセチン
CYP2C9	スルファメトキサゾール，スルフィンピラゾン，アミオダロン，フルコナゾール，フルボキサミン
CYP2C19	オメプラゾール，フルボキサミン，チクロピジン
CYP2D6	キニジン，fluoxetine，パロキセチン，テルビナフィン，ハロペリドール，シメチジン，アミオダロン，セルトラリン
CYP3A4/5	アゾール系抗真菌薬（ケトコナゾール，イトラコナゾール，フルコナゾール），マクロライド系抗菌薬（エリスロマイシン，クラリスロマイシン），HIVプロテアーゼ阻害薬（インジナビル，リトナビル，サキナビル），ベラパミル，シメチジン，エチニルエストラジオール，シクロスポリン

英字：日本国内未承認薬

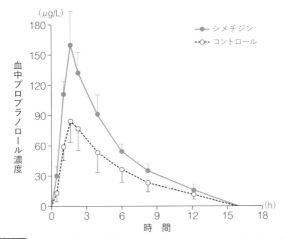

図3.22 シメチジン併用時の血中プロプラノロール濃度の推移

(文献4より引用，一部改変)

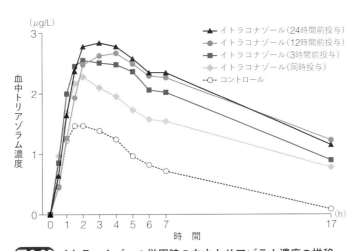

図3.23 イトラコナゾール併用時の血中トリアゾラム濃度の推移

(文献5より引用，一部改変)

3.1〜4.5倍に上昇したことを報告した（**図3.23**）[5]．イトラコナゾールはシメチジンと同様にCYP3A4を可逆的に阻害するが，体内からの消失半減期は約28時間と長い．したがって，薬物併用から17時間経過した時点でも非併用時と比較して血中トリアゾラム濃度は高い値で推移しており，この影響はイトラコナゾールが体内から消失するまで持続すると予測される．なお，イトラコナゾールは，水酸化された主代謝物もCYP3A4を強力に阻害するが[6]，主代謝物の半減期は約9時間とイトラコナゾール自体より短いため，阻害効果の持続性にはイトラコナゾールの影響を考慮すべきと思われる．

　以上より，併用薬による代謝酵素阻害が可逆的であれば，阻害薬濃度が低下すれば阻害作用は消失するという点は理解しておくとよい．シメチジンやアゾール系抗真菌薬をはじめ，代謝阻害を有する多くの薬物はこの可逆的メカニズムを介するため，阻害薬の消失半減期を考慮し，併用するタイミングをずらすことで相互作用を回避することも考えられる．

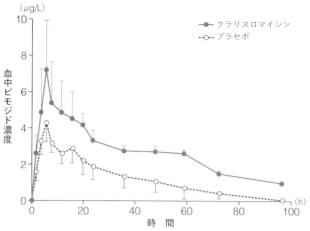

図3.24 クラリスロマイシン服用中止12時間後に開始された
ピモジドの血中濃度推移

（文献8より引用，一部改変）

2 不可逆的な代謝阻害を介する相互作用での薬物動態変化

　上述の阻害様式とは異なり，ある種の薬物はCYPへ共有結合することで不可逆的に活性阻害を引き起こす．このメカニズムによる阻害の特徴は，生体内での代謝酵素の合成・分解のターンオーバーは半減期が24〜72時間程度[7]であることから，阻害薬が体内から消失した後も持続的に阻害効果が認められることである．代表的な薬物としては，リトナビル，マクロライド系抗菌薬（エリスロマイシン，クラリスロマイシンなど），ベラパミルなどがある．

　一例として，Destaらは，クラリスロマイシンを5日間反復投与し，その中止から12時間後に統合失調症治療薬ピモジドを投与した場合，ピモジド単独投与時と比較してAUCは2.1倍に上昇し，クリアランス（CL）は46％低下したことを報告した（**図3.24**）[8]．クラリスロマイシンの消失半減期は約4時間程度のため，クラリスロマイシン自身は投与終了後12時間で体内からほとんど消失していると予測される．しかし，同報告ではすでにクラリスロマイシンは中止されているにもかかわらず，さらに100時間経過した時点でも，血中ピモジド濃度は非併用時と比較して高い値で推移している．これは，肝臓における活性型CYP3A4がクラリスロマイシン反復投与によって減少し，数日間では正常値までの回復には至らないためである．そのほか，エリスロマイシンにおいても，反復投与の8時間後にトリアゾラムを投与した場合，AUC上昇およびCL低下を認めることが示されている（**図3.25**）[9]．エリスロマイシンの消失半減期は約1.5〜2時間とされるが，クラリスロマイシンと同様に代謝酵素の不可逆阻害を介するため体内から薬物が消失しても阻害作用が持続している．

　以上より，不可逆的な阻害の場合，阻害物質が体内から消失しても阻害作用が持続することから，相互作用が起きない薬物の組み合わせを選択する方がよい．本症例で投与されたクラリスロマイシンの代謝阻害による影響は，少なくともCYPの合成・分解のターン

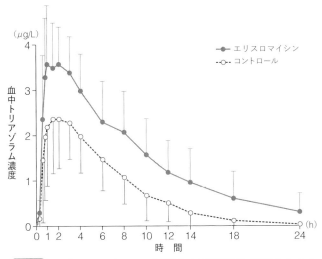

図3.25 エリスロマイシンン服用中止8時間後に開始されたトリアゾラムの血中濃度推移

(文献9より引用, 一部改変)

オーバーが終了する数日から1週間程度は持続すると考えられる. したがって, 前日にクラリスロマイシン服用を中止した場合でも, 薬物の消失半減期にかかわらずCYP阻害作用は持続していることから, CYP3Aを主代謝酵素とするスボレキサントの安易な投与は推奨されない. 睡眠改善薬については代替薬がいくつもあるため, スボレキサントの副作用回避のためにも, CYPの代謝阻害による影響を受けない代替薬への変更を提案すべきと思われる.

3 CYP阻害による薬物動態変化の予測

薬物相互作用のマネジメントのためには, 単に薬物相互作用の有無を判定するだけではなく, 薬物相互作用により血中濃度がどれほど変化するかを考慮する必要がある. 近年, OhnoらはCYPを介する相互作用に関して, *in vitro*データではなく典型的な薬物相互作用の*in vivo*の臨床試験の報告からCYP分子種の基質薬のCLへの寄与率「CR」と阻害薬の阻害率「IR」を算出することにより, 阻害薬の併用による他の多くの基質薬の血中濃度変化の程度を予測する方法を報告した[3, 10]. これは, 該当するCYP分子種の基質薬のCR, 阻害薬のIRを求めることによって, 臨床報告のない組み合わせでも, 阻害による薬物相互作用による基質薬のAUCの変化を以下の式で予測するものである. また, この理論式は可逆阻害に加え, 不可逆阻害や代謝物による阻害を考慮する場合でも, 式の形を変えずに対応できる.

$$\text{AUC上昇率} = [\text{AUC}_{薬物相互作用あり} (\text{AUC}_{+ \text{inhibitor}})] / [\text{AUC}_{薬物相互作用なし} (\text{AUC}_{\text{control}})]$$
$$= 1 / (1 - \text{CR} \times \text{IR})$$

例えば, ある基質薬のCYP3Aの寄与率が95％の場合($\text{CR}_{\text{CYP3A}} = 0.95$)であれば,

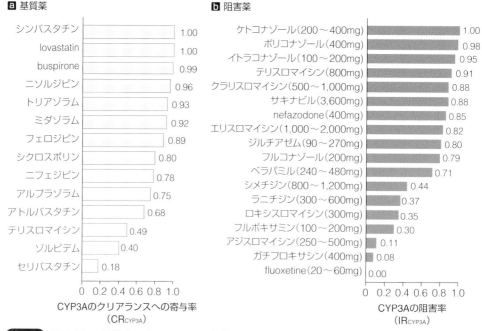

図3.26 CYP3A の基質薬のCR_{CYP3A} と阻害薬のIR_{CYP3A}

英字：日本国内未承認薬

（文献3, 10より引用）

CYP3A が完全に阻害されると（すなわちIR_{CYP3A} = 1.0の阻害薬と併用すると），

$$AUC上昇率 = 1/(1 - 0.95 \times 1.0)$$

となり，基質薬のAUCは20倍にも上昇することになる．一方で，CR_{CYP3A}が50%の基質薬であれば，CYP3Aが完全に阻害されたとしてもAUCは2倍に上昇するにすぎない．ただし，本式だけでAUC上昇率を厳密に予測することは難しく，他の機序に基づく相互作用の可能性がないかにも十分に配慮する必要がある．CYP3Aにかかる典型的な基質薬や阻害薬のCRとIRを**図3.26**[3, 10]に示す．

　なお，本症例で対象としたスボレキサントのCR_{CYP3A}については**図3.26**に記載されていない．しかし，Wrishkoらの報告によれば，ケトコナゾールならびにジルチアゼムとの併用により，スボレキサントのAUCはそれぞれ2.79倍，2.05倍に上昇したことが示されている[11]．そのため，**図3.26**に示したケトコナゾールならびにジルチアゼムのIR_{CYP3A}を用いることで，スボレキサントのCR_{CYP3A}は前述の理論式から約0.64と評価できる．CR_{CYP3A}が評価できればIRがわかっている阻害薬との併用によりAUCが何倍程度になるのかを，相互作用試験が行われていなくても前述の理論式から予測値として評価できることになる．仮に，本症例のようにクラリスロマイシン（IR_{CYP3A} = 0.88）投与下の状況でスボレキサント（CR_{CYP3A} = 0.64）を併用した場合，スボレキサントのAUCの変化率は2.3倍と予測可能となる．この理論式はとても簡便であり，多くの薬物相互作用による血中濃度変化を予測することが可能であるため，投与量調整や薬物選択などの処方提案，副作用

発現の予測など，適切な薬学的介入のために活用するとよい．ただし，その評価や予測した血中濃度の変動がどの程度臨床的に影響するのか，ケースごとに患者背景も十分に考慮して検討していかなければならないことにも注意したい．

Take Home Message

　　ここではCYPを介した相互作用の一部を述べましたが，ヘリコバクター・ピロリ菌除菌に用いる薬物は，そのほかにも胃酸分泌抑制や腸内細菌への影響を介して併用薬の薬物動態，効果に影響を与える可能性があります．薬物相互作用は，たとえ起こっていても実際に副作用症状が現れず見過ごされることも多いのですが，時として重篤な事象を引き起こすこともあります．そのため，ヘリコバクター・ピロリ除菌治療のように短期間であっても，個々の患者の併用薬には十分注意してください．また，本症例のように文献データと薬物動態学的知識を集約し，情報が不十分な点は補って予測することで，問題解決の糸口とすることができるはずです．薬物相互作用があるから併用しない，ないから併用する，などと安易に決めつけず，併用投与される薬物の薬物動態を理解することで，薬物相互作用を考慮した有益な投与設計が可能となります．

▶ 文献
1) 千葉 寛：チトクロームP450を介した薬物間相互作用．ファルマシア，31：992-996，1995．
2) 大野能之ほか：医療現場のための薬物相互作用リテラシー．南山堂，2019．
3) 日本医療薬学会医療薬学学術第一小委員会：医療現場における薬物相互作用へのかかわり方ガイド，2019．Available at：〈https://www.jsphcs.jp/file/asc1.pdf〉
4) Heagerty AM, et al：Influence of cimetidine on pharmacokinetics of propranolol. Br J Med, 282：1917-1919, 1981.
5) Neuvonen PJ, et al：The effect of ingestion time interval on the interaction between itraconazole and triazolam. Clin Pharmacol Ther, 60：326-331, 1996.
6) Isoherranen N, et al：Role of itraconazole metabolites in CYP3A4 inhibition. Drug Metab Dispos, 32：1121-1131, 2004.
7) Yang J, et al：Cytochrome p450 turnover：regulation of synthesis and degradation, methods for determining rates, and implications for the prediction of drug interactions. Curr Drug Metab, 9：384-394, 2008.
8) Desta Z, et al：Effect of clarithromycin on the pharmacokinetics and pharmacodynamics of pimozide in healthy poor and extensive metabolizers of cytochrome P450 2D6（CYP2D6）. Clin Pharmacol Ther, 65：10-20, 1999.
9) Phillips JP, et al：A pharmacokinetic drug interaction between erythromycin and triazolam. J Clin Psychopharmacol, 6：297-299, 1986.
10) Ohno Y, et al：General framework for the quantitative prediction of CYP3A4-mediated oral drug interactions based on the AUC increase by coadministration of standard drugs. Clin Pharmacokinet, 46：681-696, 2007.
11) Wrishko RE, et al：Effect of CYP3A inhibition and induction on the pharmacokinetics of suvorexant：two phase I, open-label, fixed-sequence trials in healthy subjects. Clin Drug Investig, 39：441-451, 2019.

CQ 12　尿中未変化体排泄率が低くても腎排泄型の薬物となることはある？

Clinical Question

　生体内に投与された薬物は，基本的に肝臓および腎臓にて処理され体外に消失する．薬物は，投与されたそのままの状態，すなわち未変化体として体外に消失する場合と，代謝を受けてより体外に消失されやすい形になって消失する場合がある．特に，腎排泄型薬物では腎機能が低下した場合に薬物が蓄積しやすく，重篤な副作用を引き起こす可能性があることから，使用する薬物が腎排泄型か否かを適切に判断することが必要となる．この体内動態の特徴づけを行うためには主に尿中未変化体排泄率（f_u）が用いられ，f_uが1.0に近いほど腎排泄寄与率が高く，腎機能変化の影響を受けやすいことを示している．しかし，経口投与時のデータではバイオアベイラビリティ（F）を考慮する必要があり，活性代謝物や生体内からの十分な排泄時間を考慮していないf_uが記載されている場合もある．あるとき，薬剤師Aは後輩の薬剤師から次のような相談を受けた．

　一般的に，アンジオテンシン変換酵素（ACE）阻害薬は腎排泄型が多いと大学で習いました．しかし，当院でよく処方されているペリンドプリルエルブミンの添付文書をみると，「活性代謝物の血中濃度はクレアチニンクリアランスを指標とした障害の程度に応じ上昇した」と記載されているのに対し，「投与後24時間までに尿中に排泄される未変化体は投与量の21～26％，活性代謝物は3～10％」とも記載されており，腎排泄の寄与は小さいように感じます．この場合，ペリンドプリルエルブミンは腎排泄型薬物と評価してよいのでしょうか？

Pitfall & Tips

尿中未変化体排泄率の定義をよく確認し，正しく評価しよう

　薬物は，肝臓から消失する場合は胆汁中，すなわち糞便として排泄される．腎臓から消失する場合は尿中に排泄される．体外への消失は，①肝臓で代謝された後，尿中に排泄される，②未変化体のまま胆汁中に排泄される，③肝臓で代謝された後，胆汁中に排泄される，④未変化体のまま尿中に排泄される，に大別される．しかし，実はいずれかの経路のみで

消失するわけではなく，複数の経路により体外へ消失する．ここでは，投与された大部分が尿中に排泄される薬物は腎排泄型薬物に分類されるとして説明を加える．腎機能低下患者に薬物を使用する際には，その薬物（あるいは薬理活性のある代謝物）の生体内からの消失における腎排泄の寄与率を評価することが重要となる．この腎臓の寄与が大きい薬物ほど，腎機能低下時には消失されにくくなり，体内への蓄積傾向が生じて一般に副作用のリスクが高くなる．したがって，このような薬物は腎機能に応じた適正な投与設計を考慮しなくてはならない．しかし，多くの薬物の添付文書には，腎障害患者に対して何らかの注意喚起がなされているだけで，その根拠や対処方法の記載が明確でないこともある．そのような場合でも，具体的にどのように対応するのかを適切に評価できなければならない．

1 尿中未変化体排泄率

まず，尿中未変化体排泄率の定義とその評価について解説する．薬物の全身からの消失速度は全身クリアランス（CL_{tot}），腎臓からの消失速度は腎クリアランス（CL_R）として表すことができるため，生体内からの消失における腎排泄の寄与率とは，CL_{tot}中のCL_Rの割合として次式で求めることができる．

$$腎排泄寄与率 = CL_R/CL_{tot}$$

ただし，腎臓から消失する薬物を評価する際には，一般に未変化体としての薬物の尿中排泄率を扱うため，**Clinical Question** にも記載のあるように，腎排泄の寄与率を表現する際には「尿中未変化体排泄率（f_u）」という用語が頻繁に用いられる．

$$腎排泄寄与率 = 尿中未変化体排泄率（f_u）$$

また，f_uは全身循環血中に入った全量［バイオアベイラビリティ（F）と投与量（D）の積］に対する尿中への未変化体の排泄量（A_e）の割合にも等しいことから，次式として捉えることもできる．

$$f_u = A_e/(F \times D) \qquad （式3.11）$$

以上を踏まえ，全身クリアランスのうち腎クリアランスの割合が高い薬物，すなわちf_uの高い薬物は腎排泄型，他方を非腎排泄型（肝代謝型）として判断することができる．一般には，「$f_u \geqq 70\%$」を目安として腎排泄型薬物として呼び，「$f_u \leqq 30\%$」を目安として肝代謝型薬物と呼ばれる．また，f_uが30%から70%の中間の薬物を中間型薬物（肝代謝と腎排泄の両方によって消失する）と呼ぶこともある．つまり，腎機能低下が認められる患者に薬物を投与する場合，その薬物のf_uが$\geqq 70\%$と評価された際は投与設計に注意すべきであり，必要に応じて腎機能ごとの用法および用量調整を行うことで，血中濃度上昇に基づく副作用リスクを最小限に抑えることが可能となる．このf_uは添付文書や医薬品インタビューフォームをはじめ，さまざまな既存情報より把握できるため，臨床においては積極的に活用したい．

2 尿中未変化体排泄率を評価する際の注意点

　既存情報からf_uを収集し，評価する場合にはいくつか注意点がある．

　まず，上述したA_eは，薬物の未変化体（あるいは薬理活性のある代謝物）としての尿中排泄率である点に留意しなければならない．「尿中排泄率」「尿中回収率」などとして記載している添付文書をよく見かけるが，この記載がA_eに相当するかどうか判断が必要である．例えば，放射性同位元素（[^{14}C]，[^{3}H]など）で標識された薬物の放射活性を測定した場合，その尿中排泄率（あるいは回収率）は未変化体以外の代謝物なども含めた値となる．当然ながら，代謝物を未変化体へ含めて評価した場合にはf_uを過大に見積もることになる．そのため，当該薬物がほとんど代謝を受けないことが知られている場合を除き，放射活性による測定値からf_uの算出をしてはならない．

　次に，式3.11の分母である「F×D」は単純に「投与量」として捉えられやすいが，全身循環血中に入った薬物量である点に注意する必要がある．特にf_uを評価する際に用いた情報源が経口剤の場合には，バイオアベイラビリティ（F）の情報は必要不可欠となる．例えば，アシクロビルは経口剤の添付文書にて「48時間以内に12％が未変化体として尿中に排泄」と表記されているため，一見するとf_uは12％であり，肝代謝型薬物と判断してしまうかもしれない[1]．しかし，アシクロビルは腎排泄型の代表的な薬物の一つであり，Fが10〜20％であることを考慮した場合，真のf_uはA_e/（F×D）＝[12％×D]/[10〜20％×D]＝60〜120％と算出される．また，注射剤の添付文書にはf_uが68〜76％と記載されており，先ほど算出した数値は妥当であることが理解できる[2]．このような例はしばしば散見されるため，f_uを評価する際には可能であれば注射剤のデータを入手することが望ましい．

　さらに，薬理活性のある代謝物のある薬物では，未変化体のみならず活性代謝物の尿中排泄率を考慮することも忘れてはならない．例えば，アロプリノールではFを考慮した未変化体のf_uは8.8〜11.8％と低いが，活性代謝物（オキシプリノール）のf_uは62.2〜83.5％と大きく乖離している[3]．重度腎機能低下患者では，オキシプリノールの血中濃度が約5倍上昇し，重篤な転帰を辿る可能性が示唆されているため，腎臓から排泄される代謝物にも薬効や毒性がある場合は別途考慮していただきたい．最後に，添付文書などで記載されている「尿中排泄率」が，生体内からの消失が終了するまでの十分な時間をとって測定された値かどうかも重要である．例えば，メマンチンの消失半減期は55.3〜71.3時間と長いため，「投与後72時間以内に未変化体が34.1％」との情報では，f_uを過小に見積もっている可能性が高い[4]．一般に，体内からほぼすべての薬物が消失するためには，その薬物の消失半減期を4〜5倍にした時間経過を要することをf_u評価時の目安とされたい．

3 本症例におけるペリンドプリルエルブミンの評価

　以上までの解説を基に，本症例におけるペリンドプリルエルブミンの腎排泄型を評価したい．まず，インタビューフォーム[5]には「投与後24時間までに尿中に排泄される未変化体は投与量の21〜26％，活性代謝物は3〜10％」と記載されているが，ペリンドプリルは吸収後に脱エステル化を受けて活性体であるペリンドプリラートに変換され，降圧作用

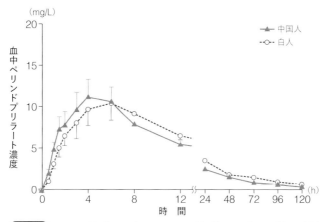

図3.27 ペリンドプリル（4mg/70kg体重）服用後の活性代謝物
ペリンドプリラートの血中濃度-時間推移

（文献6より引用, 一部改変）

などの薬効を発揮することから, f_uを評価する際にペリンドプリラートのデータを用いることになる. 次に, ペリンドプリルのバイオアベイラビリティは94%, 未変化体からペリンドプリラートへの生体内変換率23%とされていることから, f_uは14〜46%と算出することができる. しかし, **図3.27**[6]に示すように, ペリンドプリラートの消失半減期は50時間以上と長いことから, メマンチンの例と同じく, 投与後24時間では完全に排泄されているとは考えにくい. 実際, 静脈内投与後120時間まで観察した場合のペリンドプリラートの尿中排泄率は, 健常成人では70±16%であり, 特に高齢者では56±25%と排泄が遅延することが報告[7]されていることから, 観察期間を延長した場合にはf_uはさらに上昇すると推測される. また, 重度腎機能障害患者におけるペリンドプリラートのAUCは正常腎機能患者の10倍以上となることが示されている[5]. したがって, ペリンドプリラートの腎排泄の寄与率はかなり高く, ペリンドプリルエルブミンは腎排泄型薬物と評価してよいと思われる.

Take Home Message

　腎機能低下患者の適切な薬物療法を行うにあたり, 現状では, 基礎的情報となる添付文書やインタビューフォームの記載事項が必ずしも統一されていません. そのため, 上述したように解釈に混乱を来し, 薬物の消失経路の判断に誤りを生じさせる記載が多く見受けられます. したがって, まずはこれらの問題点があることを認識し, 消失経路の分類に必要不可欠な情報を見落とすことのないよう十分に注意しましょう. 薬物の体内動態の特性を理解し, その有効性と安全性を高める手立ての一つとして, 本稿の内容が少しでも役に立てば幸いです.

▶ **文献**

1) グラクソ・スミスクライン株式会社：ゾビラックス®錠 添付文書, 2020年12月改訂(第1版).

2) グラクソ・スミスクライン株式会社：ゾビラックス®点滴静注用 添付文書, 2020年12月改訂(第1版).

3) グラクソ・スミスクライン株式会社：ザイロリック®錠 医薬品インタビューフォーム, 2022年3月改訂(第11版).

4) 第一三共株式会社：メマリー®錠 添付文書, 2021年6月改訂(第2版).

5) 協和キリン株式会社：コバシル®錠 医薬品インタビューフォーム, 2021年10月改訂(第21版).

6) Anderson PJ, et al : Comparison of the pharmacokinetics and pharmacodynamics of oral doses of perindopril in normotensive Chinese and Caucasian volunteers. Br J Clin Pharmacol, 39 : 361-368, 1995.

7) Lees KR, et al : Influence of age on the pharmacokinetics and pharmacodynamics of perindopril. Clin Pharmacol Ther, 44 : 418-425, 1988.

トラフ濃度が効果の指標であれば
静注から持続点滴に変更すればよい？

Clinical Question

　薬物濃度が最小発育阻止濃度（MIC）を上回る割合（time above MIC：T＞MIC）が効果の指標である薬物の場合，投与方法を静注から持続点滴に変更することにより，目標とするトラフ濃度以上の有効血中濃度を常に到達することができる．感染症治療において，持続投与の有用性が報告されている薬物に時間依存型であるβ–ラクタム系抗菌薬がある．PK/PDパラメータはT＞MICであり，腎機能が正常で1日量が同じ場合に，投与回数を増やす方法や点滴時間を延長することにより有効性を高めるとされる．ピペラシリン・タゾバクタムやバンコマイシンの持続点滴が有効であった報告もある[1, 2]．あるとき，薬剤師Aは病棟薬剤師から次のような相談を受けた．

72歳，体重50kg，クレアチニンクリアランス（CLcr）60mL/minの女性です．糖尿病の基礎疾患があり，Stanford A型大動脈解離で入院となり緊急手術を行いました．術後呼吸状態が悪く人工呼吸器管理中でしたが，右下肺に浸潤影が出現した．また，血液培養を3回（各2セット）行い，いずれもグラム陰性桿菌を中心とした複数菌が確認され，人工呼吸器関連肺炎および敗血症の診断となりました．薬剤感受性結果からメロペネム投与を行うと医師から連絡があり，メロペネムの投与量設定の依頼を受けました．PK/PDパラメータを考慮し，β–ラクタム系抗菌薬の間欠投与回数を増やす，もしく持続投与または投与時間の延長を検討した方がよいでしょうか？

Pitfall & Tips

現時点では，「間欠投与回数の増加，もしく持続投与または投与時間の延長」は推奨しません

　1日2回投与を1日4回投与に変更するなど，間欠投与回数が増えるとトラフ濃度は上昇する．さらに点滴時間を延長するとトラフ濃度は上昇する．ここでは実例を挙げて説明を加える．メロペネムの血中濃度シミュレーションを**図3.28**および**3.29**で行った．薬物血中濃度シミュレーションにはIkawaらの母集団薬物動態パラメータを用いた[3]．PKパ

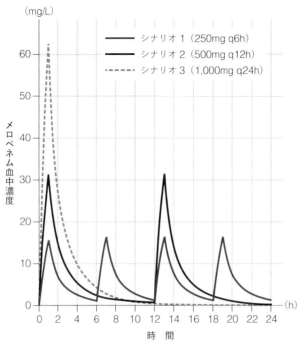

図3.28 間欠投与回数の違いによるメロペネム血中濃度シ
ミュレーション

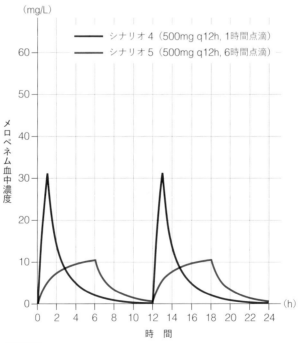

図3.29 投与（点滴）時間の違いによるメロペネム血中濃度
シミュレーション

表3.9 メロペネムの母集団薬物動態パラメータ

PKパラメータ	単 位	平均値
全身クリアランス（CL）	L/h	$0.091 \times CLcr(mL/min) + 2.03$
中心コンパートメントの分布容積（V_C）	L	$0.199 \times$ 体重
移行クリアランス（Q）	L/h	4.02
末梢コンパートメントの分布容積（V_P）	L	4.55

PKモデルとして線形2-コンパートメントモデルが選択されている.
CLcr：クレアチニンクリアランス

（文献3より引用, 一部改変）

ラメータの詳細を**表3.9**に示す.

1 間欠投与回数の増加による薬物濃度の推移

図3.28にはメロペネム投与のシナリオを3つ記載した.

シナリオ1 　　　1回250mgを6時間間隔で投与, 1日投与量は1,000mg
　　　　　　　　点滴時間は1時間, 1日4回投与
シナリオ2 　　　1回500mgを12時間間隔で投与, 1日投与量は1,000mg
　　　　　　　　点滴時間は1時間, 1日2回投与
シナリオ3 　　　1回1,000mgを24時間間隔で投与, 1日投与量は1,000mg
　　　　　　　　点滴時間は1時間, 1日1回投与

1日投与量は同量で投与回数1から4回に分割投与するシナリオでは, 投与回数が増加するほどピーク濃度の低下がみられる. その反面, トラフ濃度の上昇が観察される.

2 持続投与または投与時間の延長による薬物濃度の推移

図3.29にはメロペネム投与のシナリオを2つ記載した.

シナリオ4 　　　1回500mgを12時間間隔で投与, 1日投与量は1,000mg
　　　　　　　　点滴時間は1時間, 1日2回投与（※シナリオ2と同じ）
シナリオ5 　　　1回500mgを12時間間隔で投与, 1日投与量は1,000mg
　　　　　　　　点滴時間は6時間, 1日2回投与

1回投与量は同量で点滴時間を1から6時間に延長するシナリオでは, 点滴時間の延長するほどピーク濃度の低下がみられる. その反面, トラフ濃度の上昇が観察される.

3 間欠投与回数の増加, もしく持続投与または投与時間の延長による課題

先述のとおり, 間欠投与回数の増加, もしく持続投与または投与時間の延長することで,

トラフ濃度の上昇がみられることが確認された．T＞MICが効果の指標である薬物の場合，目標とするトラフ濃度以上の有効血中濃度を達成することができることは間違いない．しかし，薬物療法の基本は，有効性を確保しつつ安全性にも十分配慮することである．トラフ濃度だけで抗菌薬の有効性と安全性を論じることはできない．なぜなら，生体内に薬物が常に存在する状態，いわゆる薬物濃度（トラフ濃度）が保たれている場合は毒性の出現に関係するかもしれない．また，医薬品開発時において，間欠投与回数の増加，もしく持続投与または投与時間の延長により毒性が発現したために，添付文書の用法・用量に設定されて可能性も否定できない．さらに，間欠投与回数の増加や投与時間の延長は添付文書の用法・用量の適応外に相当するため，実施するためのハードルも高い．特に，メロペネムのように消失半減期［＝ln2/（CL/（VC＋VP））］が1.4hのように短い薬剤の場合，間欠投与回数の増加，もしく持続投与または投与時間の延長を試みてもトラフ濃度の上昇はわずかであり，実施上の手間や安定性などを考えるとその意義は低い．

Take Home Message

『日本版敗血症診療ガイドライン2020』[4]では，敗血症に対するβ－ラクタム系抗菌薬治療において，抗菌薬の持続投与もしくは投与時間の延長を行うことの推奨度は弱く，システマティックレビューの結果，副作用の上昇は認められていません．一方で，長期間のシリンジポンプを必要とするため，歩行リハビリテーションの妨げとなる可能性もあることも指摘されています．筆者は副作用発現の課題や患者のQOLの問題が容認されるのであれば，T＞MICが効果の指標である薬物の間欠投与回数の増加，もしくは持続投与または投与時間の延長は検討および検証を続ける価値が高いと考えていますが，現状では，「間欠投与回数の増加，もしくは持続投与または投与時間の延長」を安易に推奨することはできません．その理由の一つとして安定性の問題があり，メロペネムを代表とするカルバペネム系抗菌薬では，経時的な力価低下が認められるからです[5]．

▶ 文献

1) Roberts JA, et al：Continuous versus intermittent β-lactam infusion in severe sepsis. A meta-analysis of individual patient data from randomized trials. Am J Respir Crit Care Med, 194：681-691, 2016.

2) Hanrahan TP, et al：Vancomycin-associated nephrotoxicity in the critically ill：a retrospective multivariate regression analysis. Crit Care Med, 42：2527-2536, 2014.

3) Ikawa K, et al：Pharmacokinetic-pharmacodynamic target attainment analysis of meropenem in Japanese adult patients. J Infect Chemother, 16：25-32, 2010.

4) 日本集中治療医学会ほか：日本版敗血症診療ガイドライン2020, 2021. Available at：https://www.jsicm.org/pdf/jjsicm28Suppl.pdf

5) Hamada Y, et al：Compatibility of carbapenem antibiotics with nafamostat mesilate in arterial infusion therapy for severe acute pancreatitis：stabilities of carbapenem antibiotics. Jpn J Antibiot, 65：235-249, 2012.

ベイジアン法で推定した血中濃度の予測性がよくないので，このTDM解析ソフトは使えない？

Clinical Question

　血中濃度が測定可能な薬物の用法・用量を設定後，薬物濃度を測定した際，母集団パラメータを用いてベイジアン法で予測した血中濃度推移とその測定値が大きく乖離する場合がある．PKパラメータを推定した際の患者集団とは異なる背景をもつ患者から得られた血中濃度が，予測した血中濃度推移と乖離したとしても，それはその母集団パラメータが「悪い」のではなく，当該患者が元の母集団とは異なっていることが原因の一つであると考えられる．あるとき，薬剤師Aは後輩の薬剤師から次のような相談を受けた．

> 75歳，体重67kg，血清クレアチニン値1.66mg/dLの男性です．下行結腸癌の術後に開腹ドレナージ管理中です．血液培養からブドウ状球菌が検出され，バンコマイシン（VCM）の初期投与設計をYasuharaら[1]の報告した母集団パラメータを搭載した解析ソフトにて行いました．1回750mg，1日1回でトラフ値12mg/Lの予測でしたが，4回目の投与前トラフ値は7.7mg/Lと予測より低値となりました．この場合，ソフトで推定した血中濃度の予測性がよくないので，このTDM解析ソフトは使えないと考えられます．別の解析ソフトを利用してもよいでしょうか？

Pitfall & Tips

解析ソフトの予測にも誤差がありますが通常は表示されません．無闇に他のソフトを試して「よく合う結果」のみを採用することは望ましくありません

　予測のシミュレーションを行った結果を**図3.30**に示す．ここで「1回750mg，1日1回でトラフ値12mg/Lの予測」は，いわゆる母集団平均予測（population prediction：PRED）に相当する．図では赤太線（━）で示している．これは「75歳，体重67kg，血清クレアチニン値1.66mg/dLの男性がVCMを1回750mg，1日1回投与」されたときの平均的な予測値である．同じ年齢，体重，腎機能の男性患者は多数存在しうるが，それらの患者の平均値がプロットされていることになる．言い換えると，そのような患者の薬物動態

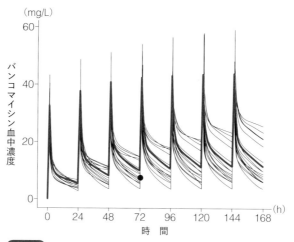

図3.30 バンコマイシン血中濃度の予測シミュレーション

赤太線：母集団平均予測(PRED)，黒細線：個体間変動を
考慮したシミュレーション(20人分)，黒丸：血中濃度実
測値

パラメータ(クリアランス，分布容積)の平均値を用いて計算した血中濃度である．この予測と4回目投与前トラフ(72時間)の濃度実測値(●)とは確かにあまり合っていない．

　ところで，同じ背景(年齢，性別，体重，腎機能)をもつ患者であっても薬物動態パラメータには個人差が存在する．Yasuharaら[1]の報告している個人差(個体間変動)を考慮してシミュレーションした結果が**図3.30**の黒細線(─)である．図には仮想的な20人分の患者の予測結果を示している．確かに実測値は平均(PRED)より低値であるが，仮想的な20人の最小値は4.0mg/L，最大値は15.0mg/Lと予測されており，実測値はこの範囲内にある．したがって，この患者の実測値は，解析ソフトの(PRED)予測より低値になったのではなく，個人差を考慮した予測幅の範囲内にあったと考えるべきである．

　現在，臨床現場で繁用されている「TDM解析ソフト」は平均予測(PRED)のみを行っている．この予測はあくまでも平均であり，個人差等の誤差が考慮されていないことにくれぐれも気を付けなければならない．Yasuharaらの報告[1]によると，クリアランスの個人差は38.5%($\sqrt{0.148}\times100$)である．つまり，トラフ濃度の予測値の個人差は，1SD(標準偏差)の範囲で上下に約40%ずつ存在することになる．平均が12mg/Lならば，低くは約7.2mg/L($=12\times0.6$)，高くは約17mg/L($=12\times1.4$)の可能性がある．これは1SDずつの範囲であるから，正規分布を仮定すると母集団の15～85%の範囲(70%分)に相当する．残りの30%の確率で，さらにこれより低値(あるいは高値)になる可能性もありうることになる．

　Yasuharaらの結果での予測が「外れた」から，別の解析ソフト(すなわち，別の母集団薬物動態パラメータ)を試してみるとしよう．そうすると予測結果はこれとは違ったものが得られるであろう．何種類ものソフトを試せば実測値によく一致する結果を返すものもあるかもしれない．しかしこれは「有意な検定結果が得られるまで(「星が付くまで」)いろいろな統計手法を試す」のと同種の行為であり，勧められたものではない．もちろん，母

集団薬物動態パラメータによって，その推定の際に用いた患者背景が異なるわけであるから，現在の患者にできるだけ類似した背景をもつパラメータを利用することが望ましい．しかし，そうであっても，ソフトの選択はあくまでも事前に行っておくべきである．

なお，解析ソフトの結果の誤差に関しては，4章2「添付文書とTDMでは薬物動態が予測できない薬はどうするか」[p114]を参照してほしい．

Take Home Message

シミュレーションされた曲線上に実測した血中濃度がある場合の方がまれかもしれません．なぜなら解析ソフトで予測した血中濃度シミュレーションは1本の曲線で描かれます（図3.30：赤太線）．しかし実際は，分布容積やクリアランスには個体間変動と呼ばれる患者間のばらつきと血中濃度には個体内変動と呼ばれる同一患者の体調変化や測定誤差に伴うばらつきがあり，これらを加えることで信頼区間（図3.30：黒細線）を含むシミュレーションを描くことができ，予測された血中濃度は幅をもちながら推移していると考えてください．この幅から外れている場合は投与時や測定時のエラーや患者の状態の急激な変化を確認することが先決です．

また，臨床で得られる実測値は決して多くはありません．実測値1点でベイジアン法を用いて予測する場合，母集団パラメータの影響を大きく受けますので患者が母集団に患者が含まれていることが望まれます．

▶ 文献

1) Yasuhara M, et al：Population pharmacokinetics of vancomycin in Japanese adult patients. Ther Drug Monit, 20：139-148, 1998.

4章

ステップアップ！
新薬情報→研究→臨床への還元
のアプローチ

　本章では，医薬品開発の際に得られる薬物動態パラメータを臨床現場でどう活用するかという基礎的なところから始まります．

・ステップ1：新薬・医薬品開発における薬物動態について，動物実験，健康成人や少数患者試験で利用されるPK用語や試験方法

・ステップ2：添付文書とTDMでは薬物動態が予測できない薬はどうするか

・ステップ3：薬物動態解析結果を臨床現場に還元する上で何に注意すべきか

・ステップ4：薬物動態に関する臨床研究をスタートするために

医薬品開発，添付文書，臨床現場，臨床研究において，臨床薬物動態がどのように活用されているのかが詳解されています．ミスリードされていた臨床薬物動態の知識・解釈を正すとともに，臨床薬物動態の実践力の強化を目的としています．読み進めていくうちに，気づかぬうちにミスリードしていた臨床薬物動態の落とし穴に気づくことでしょう．また，本章を理解した後に再度第1から3章を読み返していただくことで，より理解が深まるはずです．

新薬の薬物動態パラメータを
臨床現場でどう活用するか

　医薬品開発の過程において，開発化合物の薬物動態特性を明らかするため，臨床および非臨床試験にて，種々の試験・評価を行う[1]．基本的な薬物動態評価に加えて，年齢，体格(体重，体表面積やBMIなど)，性別，遺伝子多型や代謝・排泄に関わる臓器機能障害などが薬物動態に与える影響を評価する．さらには，食事に対する服薬タイミング，併用薬や病態の影響など患者のあらゆる状況を想定した影響要因についての情報を収集する．薬物動態評価は，医薬品開発の視点からは，臨床試験での併用薬制限や患者の選択/除外基準の設定など，その後の臨床試験計画に影響を与えるため，評価タイミングは開発戦略も考慮して，事前に慎重に検討する必要がある．多くの臨床薬物動態試験は健康成人を対象として実施されるが，開発化合物や対象疾患に適した集団での実施を考慮することも大切である．例えば，開発化合物が抗肥満薬であれば，臨床薬物動態試験においても体重やBMIが高い被験者を対象とする．女性もしくは高齢者をターゲットとする開発化合物であれば，対象被験者を女性や高齢者に限定することを考慮する．また，薬物動態は，医薬品開発過程における非臨床から臨床，健康成人から患者，成人から小児，および人種・民族間など種々の場面でのブリッジング試験[※1]に重要な情報を提供する．これらの検討を行う際には，薬物の曝露量と有効性および安全性を関連付けて考察する必要があり(曝露−反応関係)，また，臓器機能障害や薬物相互作用などに伴う薬物曝露の変動の考察にも，曝露−反応関係は重要な要素である．

　薬物動態評価としては，実際の患者から得られる情報も重要であり，近年では，患者を対象とした後期開発ステージにおいても薬物濃度測定を行い，患者での薬物動態を評価することが一般的になっている．さらには，承認後に得られる臨床使用時の薬物濃度データも医薬品の薬物動態をより明確にするために重要な情報である．

　一般的に医薬品として好ましい臨床薬物動態特性として，下記が挙げられる．すべてを満たす必要はないが，これらに関連する開発化合物の特徴を明らかにするように薬物動態評価を行う．

- ▶治療濃度域において，薬物曝露(C_{max}，AUC)が用量に比例する(用量線形)．
- ▶バイオアベイラビリティが高い．

※1　海外で行われた臨床試験の有効性・安全性・薬物動態などのデータが，日本国内で実施したデータと一致しているかを調査し，海外で行われた臨床試験成績を日本人に外挿できるかを評価するために実施される．

- ▸ 薬物動態/薬物濃度の個体内・個体間でのばらつきが小さい.
- ▸ 薬物動態が, 食事や胃内の pH 変動などの影響を受けにくい.
- ▸ 薬物動態が, 年齢, 性別, 体格, 人種・民族, 病態, 基礎疾患などの影響を受けにくい.
- ▸ 薬物が作用部位に適正濃度で速やかに分布し, 不必要に臓器に蓄積しない.
- ▸ 薬物が複数の経路で消失する(単一酵素に代謝されない).
- ▸ 遺伝子多型を有する代謝酵素の消失への寄与が小さい.
- ▸ 代謝酵素やトランスポーターを阻害, もしくは誘導しない.

　ここでは, 医薬品開発過程における臨床薬物動態評価法および評価する薬物動態パラメータ, 臨床薬物動態試験の種類, ならびに基本的な試験デザインについて解説する. また, それらの評価結果を基にして作成される添付文書や医薬品インタビューフォームなどの医薬品情報を読み解く際に心がけていただきたい点について, 臨床現場の薬剤師やそれを志す学生のみなさんに対するメッセージとして付記する.

臨床薬物動態評価法および薬物動態パラメータ

　臨床試験での薬物動態評価法は, 適用する解析法に基づいて大きく2つに分類することができる. 一つは, 単独の試験として実施される臨床薬物動態試験による評価, もう一つは, 母集団薬物動態解析(population pharmacokinetic analysis)を利用した評価法である. また, 後者と同様にモデルに基づいた手法である生理学的薬物動態モデル(physiologically-based pharmacokinetic model：PBPK model)を用いたシミュレーションによる予測・推定も, 薬物相互作用の評価などについての, 臨床現場への情報提供や添付文書での記載に対する有用なアプローチとして, 実用化されつつある.

　薬物動態パラメータはソフトウェアを用いて, たとえパラメータの意味を理解していなくとも, 容易に結果を導出することができる. 近年, 急速に発展した母集団薬物動態解析についても, 現在では, NONMEM®やPhoenix NLME®などのソフトウェアが広く普及しており, エンドユーザーが比較的容易に適用できる環境が整っている. 解析の実行が容易である一方で, エンドユーザーは, 薬物動態パラメータがもつ意味を理解しておくことは必須であり, 薬物動態パラメータの意味を理解して使用すべきである. また, 解析時の仮定/前提条件を的確に把握できる能力やその解析結果を適切に解釈できる能力が求められる.

1 臨床薬物動態試験

　一般に, 単回投与試験, 反復投与試験, マスバランス試験, 腎機能障害者や肝機能障害者での薬物動態試験, 薬物相互作用試験, 生物学的同等性試験やバイオアベイラビリティ試験, および食事の影響試験などは, 単独の臨床薬物動態試験として実施される. 解析法としては, モデルに依存しない解析法(non-compartmental analysis：NCA)が用いら

れる．被験者個人ごとに薬物動態パラメータを精度よく推定するために，一人の被験者から十分な薬物濃度測定値が必要である．

2 母集団薬物動態解析を用いた評価

　母集団薬物動態解析は，複数の被験者から収集した薬物濃度測定値を一括して解析することにより，被験者集団での平均的な薬物動態とそのばらつきの程度を母集団薬物動態パラメータとして推定する評価方法である[2,3]．多くの被験者のデータを一括して解析することにより，薬物動態に対する個体差（個体間変動）の要因（例えば，腎機能のクリアランスに対する影響や体重の分布容積に対する影響など）についても，解析の過程で評価することが可能である．また，被験者一人あたりの血漿中濃度データが少ない場合でも解析に供することができるため，一人の被験者から頻回の採血が困難な患者対象臨床試験に対する解析に有用である．特に小児のように来院に依存する採血回数だけでなく総採血量にも厳格な倫理的制限がある場合，より患者負担の軽減を求められる試験での評価に適している．母集団としてのパラメータだけでなく，個人ごとの薬物動態パラメータについても，経験的ベイズ法により母集団薬物動態モデルに基づいて推定可能で，被験者一人からの薬物濃度測定値が少数の場合でも適用できる．ただし，被験者個人から少数の薬物濃度測定値しか得られていない場合には，結果を解釈する際にその推定精度に注意を要する．母集団薬物動態解析の結果の解釈については，本書の4章2［p114］，3［p124］および成書・文献を参照されたい[2-5]．患者対象試験での制限された条件下で，精度よく薬物動態情報を得るためには，効率的な採血時点の設定など十分な事前検討を行い，計画立案する必要がある．

3 評価する薬物動態パラメータ

　薬物動態パラメータとしては，最高血漿中濃度（C_{max}），血漿中濃度–時間曲線下面積（AUC），消失半減期（$t_{1/2}$），クリアランス（CL），分布容積（V_d），平均血中滞留時間（MRT），尿中排泄率（f_e），腎クリアランス（CL_r）などを評価する（**表4.1**）．AUCおよびC_{max}は，生体への薬物曝露を示す直感的に理解しやすいパラメータであり，薬物相互作用試験，腎機能または肝機能障害者試験，生物学的同等性試験や食事の影響試験など，投与間または被験者群間での薬物曝露量を比較する際の主要パラメータとして用いられる．クリアランスは，単位時間あたりに薬物が除去される血漿の容積として表されるパラメータで，薬物血漿中濃度の低下の速さを反映し，通常，単位としてはL/hもしくはmL/minを用いる．分布容積は，体内の総薬物量と薬物血漿中濃度を関連づける比例係数として推定される仮想容積としてのパラメータであり，組織への分布しやすさを表す指標となる．クリアランスおよび分布容積は，モデルに基づいて評価を行う母集団薬物動態解析において最も重要なパラメータである．経口投与など投与経路が血管外の場合には，クリアランスや分布容積をバイオアベイラビリティ（F）と分離して評価することができないことから，それぞれみかけのクリアランス（CL/F）およびみかけの分布容積（V_d/F）として推定される．消失半減期は，薬物の血中からの消失の速さを示す．設定する血漿中濃度測定法の定量下限値に依

表4.1 臨床薬物動態試験で用いる一般的な薬物動態パラメータ

パラメータ	説　明
C_{max}	最高血漿(血清)中濃度 ⇒モデルに依存しない解析法では実測値より得る
T_{max}	最高血漿(血清)中濃度到達時間
AUC	血漿(血清)中濃度–時間曲線下面積 ⇒モデルに依存しない解析法では実測値を用いて台形法で算出する
k_e	消失速度定数 ⇒終末相における血漿中濃度の対数変換値に対する直線回帰により算出する ※モデルに依存しない解析法では，終末相消失速度定数(λ_z)と表記することも多い
$t_{1/2}$	消失半減期 ⇒ln2/ k_eで算出する ※モデルに依存しない解析法では，終末相消失半減期($t_{1/2,z}$)と表記することも多い
MRT	平均血中滞留時間 ⇒AUMC/AUCで算出する ※AUMC (area under the first moment curve)は，縦軸が血漿中濃度と時間の積，横軸を時間とした曲線下面積
CL	クリアランス ⇒投与量/AUCで算出する ※血管外投与のデータのみからはバイオアベイラビリティ (F)と分離評価できないため，CL/Fとして算出される
V_d	分布容積 ⇒モデルに依存しない解析法では，終末相分布容積(V_{dz})はCL/λ_zで算出する ※血管外投与のデータのみからはFと分離評価できないためV_d/Fとして算出される ※V_{dss}など(=CL×MRT)他の分布容積パラメータも用いられる
f_e	尿中排泄率 ⇒尿中に未変化体として排泄された薬物量(尿中排泄量)を投与量で除して算出する
CL_r	腎クリアランス ⇒f_e×CL(=尿中排泄量/AUC)で算出する

存する場合があることから(例えば，定量下限値が極めて低い場合，濃度推移全体の消失特性を反映しない長い半減期が推定されることがある)，薬物動態特性を把握するために必要な定量下限値，薬物濃度と関連づけられる有効性指標(EC_{50}値[※2]やMIC値[※3])や安全性指標との関係も考慮して，定量下限値を適切に設定することも必要である．

Take Home Message

　各パラメータのもつ意味や推定法(例えば，クリアランスや分布容積などの定義・意味や推定法を説明できるか？)，さらには，解析法の特徴を理解して，添付文書や医薬品インタビューフォームに記載されている解析結果・情報を適切に読み解く能力を身につけておきたい．

※2　**50%有効濃度**（half maximal effective concentration）：有効性を示す指標で，最大反応の50%を示す濃度

※3　**最小発育阻止濃度**（minimal inhibitory concentration）：抗菌活性を示す指標で，細菌の発育を阻止する最小濃度

臨床薬物動態試験の種類

　一般的な医薬品開発過程における臨床薬物動態評価項目とその実施時期について**図4.1**に示す．開発化合物ごとに，非臨床試験成績などより推測される薬物動態特性，対象疾患，および開発戦略を考慮して適切に選択する必要がある．例えば，国際共同治験を実施する際には，試験計画前に人種・民族の違いが薬物動態に与える影響を検討しておき，各国での用量設定の妥当性について人種・民族差も考慮して議論しておく必要があるだろう．また，いずれの評価・検討についても，上述したように曝露-反応関係を併せて考察することが必要であり，曝露-反応関係についてできるだけ早期から検討を開始し，開発過程で得られるデータに基づいて適切なタイミングで更新していくことも重要である．

■1■ 単回投与試験・反復投与試験

　単回投与試験は，通常，一番初めに実施される臨床試験(first-time-in-human study)で，開発化合物を1回だけ投与し，忍容性，安全性および薬物動態を評価する．非臨床安全性試験でのNOAEL (no observed adverse effect level, 無毒性量)や有効用量/濃度についての情報に基づいて，十分に安全と考えられる低用量から試験を開始し，安全性および必要に応じて薬物動態を確認しながら，用量を漸増していく方法が用いられる．

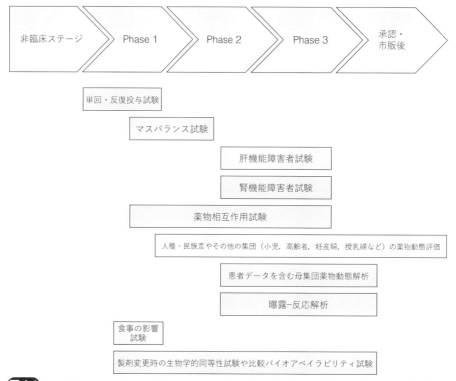

図4.1 医薬品開発過程で実施される臨床薬物動態評価とそのタイミングのイメージ図

　反復投与試験は，開発化合物を複数回投与し，忍容性，安全性および薬物動態を評価する．1日投与回数および反復投与期間（投与日数）は，開発化合物の特性や対象疾患に応じて選択されるが，その後の臨床試験を円滑に進めることが可能なように，また，実際の臨床現場に対して有用な情報が得られるように選択する．

　単回投与試験および反復投与試験にて，健康成人での薬物動態パラメータの推定，薬物動態の用量線形性の評価，反復投与開始から何日で定常状態に達するか，反復投与により薬物動態が変化するかどうか，反復投与による薬物曝露蓄積性の評価，代謝・排泄の探索的な評価などの基本的な薬物動態評価を行う．さらに，開発戦略によっては，食事，人種・民族，年齢や性別などが薬物動態に与える影響についても単回投与試験・反復投与試験の中で検討する．試験結果は，添付文書[6]では「16.1 血中濃度」に記載される．

2 マスバランス試験

　放射能標識した開発化合物を投与し，血中，尿中および糞中での開発化合物の未変化体濃度および代謝物濃度に加えて，放射活性を測定することにより，開発化合物の吸収，分布，代謝および排泄を総合的に評価する．本試験において，消失に対する代謝酵素の寄与率や排泄の割合，血漿中薬物曝露に対する未変化体および代謝物の割合を明確にする．本試験の成績は，代謝物に対する必要な非臨床試験（代謝物の薬理活性・安全性評価や薬物相互作用リスクの評価など）の判断，腎機能障害者試験や肝機能障害者試験の必要性の判断および試験デザイン設定，QT評価[※4]試験のデザイン設定，必要な臨床薬物相互作用試験の特定など，その後の開発計画に影響を与えることから，開発早期に実施することが望ましい．添付文書では「16.2 吸収」「16.3 分布」「16.4 代謝」および「16.5 排泄」に記載される．

3 腎機能障害者試験・肝機能障害者試験

　薬物の消失に関わる重要な臓器である肝臓や腎臓の機能が低下した患者での薬物動態を明らかにするために実施する[1, 7-10]．試験成績は，肝機能障害患者もしくは腎機能障害患者での投与制限や用法・用量の調整に用いる．通常，腎機能障害の程度は，推算糸球体ろ過量（estimated glomerular filtration rate：eGFR）やクレアチニンクリアランス推定値（creatinine clearance：CLcr）に基づいて，肝機能障害の程度はChild-Pughスコアに基づいて分類され，分類群ごとに数例（6 〜 8例）の被験者で薬物動態を評価し，機能正常者と比較を行う．腎機能障害者試験では，必要に応じて，開発化合物が透析により除去されるかについても検討を行い，血液透析を受けている患者での用法・用量設定に対する情報を得る．肝機能障害や腎機能障害の薬物動態への影響については，患者データを用いた母集団薬物動態解析でも検討する．添付文書では「16.6 特定の背景を有する患者」に記載され，試験結果によっては（用量調節が必要な場合や投与に際して注意が必要な場合など），「2. 禁忌」「7. 用法及び用量に関連する注意」「9.2 腎機能障害患者」や「9.3 肝機能障害患者」にも影響を与える．

※4　**QT 評価**：開発化合物について，不整脈の発現しやすさと関連する心室再分極遅延リスクを評価する．

4 薬物相互作用試験

　開発化合物を他の医薬品と併用した際の薬物動態への影響について評価する[11-13]．開発化合物が他の医薬品の薬物動態に影響を与える場合と，他の医薬品が開発化合物の薬物動態に影響を与える場合の双方向の影響を想定する．その多くは，シトクロムP450（CYP）をはじめとする薬物代謝酵素やトランスポーターを介して引き起こされる．開発化合物の特性によっては，胃内pHの変動や金属イオンとのキレート形成などによる吸収への影響についても評価する．非臨床試験成績を参考情報として，実施する試験の種類，試験デザイン，試験実施時期を決定する．CYP2C9やCYP2C19などを検討対象とした薬物相互作用試験では，実施に際して，相互作用を過小評価する可能性があるpoor metabolizer（代謝酵素の低活性者）を被験者から除外するなど，遺伝子多型について注意を払う必要がある．添付文書では「16.7 薬物相互作用」に記載され，試験結果によっては，「2. 禁忌」や「10. 相互作用」にも影響を与える．

5 生物学的同等性試験・バイオアベイラビリティ試験

　製剤の生物学的利用能（バイオアベイラビリティ）を評価する試験であり，通常，単回投与，ランダム化クロスオーバー試験で実施する．生物学的同等性試験は，製造販売承認後または後期開発ステージ以降で，製剤を変更する場合に，旧製剤と新製剤が臨床薬物動態の観点から同等かどうかを検証するための試験である．C_{max}およびAUCを指標として，事前に規定する基準（各製剤におけるパラメータの幾何平均値の比の90％信頼区間が0.80から1.25に含まれる）に基づいて同等性を判定する[14]．バイオアベイラビリティ試験は，血管外投与（錠剤やカプセル剤の経口投与，皮下投与，筋肉内投与など）時のバイオアベイラビリティを静脈内投与時と比較する絶対バイオアベイラビリティ試験と，2つの製剤間でのバイオアベイラビリティを比較する相対的バイオアベイラビリティ試験があり，生物学的同等性試験と同様に薬物曝露（C_{max}およびAUC）に基づいて評価する．添付文書では「16. 薬物動態」に記載される．

6 食事の影響試験

　食事の影響試験は，食事が開発化合物の薬物曝露（バイオアベイラビリティ）に影響を与えるかどうか，影響する場合にはどの程度かを，空腹時投与と食後投与とで薬物曝露を比較することにより評価する．試験デザインや比較評価方法については，生物学的同等性試験やバイオアベイラビリティ試験に準じて行われる．本試験結果に基づいて臨床使用や臨床試験での服薬時の食事条件が決定されるため，患者の服薬の容易さ，さらには，服薬コンプライアンスにも影響を与える重要な試験である．食事の影響が大きい場合には，食事内容（脂質の量など）の影響について評価することも必要となる．添付文書では「16.1 吸収」に記載され，試験結果によっては，「6. 用法及び用量」での服薬時の食事条件に影響を与える．

7 その他の影響要因の評価

上記以外に，医薬品開発の過程において，年齢，体格(体重，体表面積，BMIなど)，人種・民族，性別などの内因性要因が薬物動態に与える影響について評価する．高齢者を対象とした臨床薬物動態試験や人種・民族間での比較を目的とした臨床薬物動態試験を行うことも可能であるが，患者対象臨床試験での薬物濃度測定値も含めたより幅広い被験者集団から収集したデータに基づいて，母集団薬物動態解析によりこれらの影響を評価することも可能である．添付文書では「16.6 特定の背景を有する患者」に記載され，結果によっては「7. 用法及び用量に関連する注意」や「9. 特定の背景を有する患者に関する注意」にも影響を与える．

Take Home Message

　添付文書での投与規定(薬物相互作用による併用制限，食後投与や食間投与などの服薬条件，臓器機能障害者での用量調整など)の多くは上記の試験・評価結果に基づいて設定される．臨床現場の薬剤師としては，用量調整や投与制限に関連する試験結果を読み解く能力，さらに，その背景にある曝露−反応関係などの情報を，文献や製薬会社から提供される資材なども利用して収集・理解できる能力を備えたい．

試験デザイン

　臨床薬物動態試験には，ランダム化クロスオーバー試験(randomized crossover study)，上乗せ試験(one-sequence crossover study)および並行群間比較試験(parallel group study)が標準的なデザインとして用いられる．

　並行群間比較試験では，(2群の場合)被験者は試験投与と対照投与のうちいずれかのみを受け，投与間(被験者群間)で薬物動態を比較する(**図4.2a**)．

　ランダム化クロスオーバー試験では，(2つの投与の比較の場合)被験者を2群に分け，各群にそれぞれ試験投与と対照投与を行った後に，時期を変えて，それぞれの群がもう一方の投与を受ける(**図4.2b**)．同一被験者内で投与間の比較することができ，時期効果(1期目と2期目での違い)および順序効果(投与する順序による違い)についても解析時に考慮することができることから，試験投与と対照投与間のより正確な比較が可能である．

　上乗せ試験では，すべての被験者は対照投与と試験投与を，同じ順序で時期を変えて受ける(**図4.2c**)．ランダム化クロスオーバー試験と同様に同一被験者内で比較できるが，時期効果および順序効果については考慮することができない．

　薬物動態比較試験を行う場合，試験精度の観点からはランダム化クロスオーバー試験が好ましいが，試験の目的および性質，必要な投与期間，試験実施の難易度，さらに試験に求められる精度も踏まえて試験デザインを選択する．並行群間比較試験は，試験投与と対照投与の対象被験者が異なる肝機能障害者試験や腎機能障害者試験および長期投与が必要

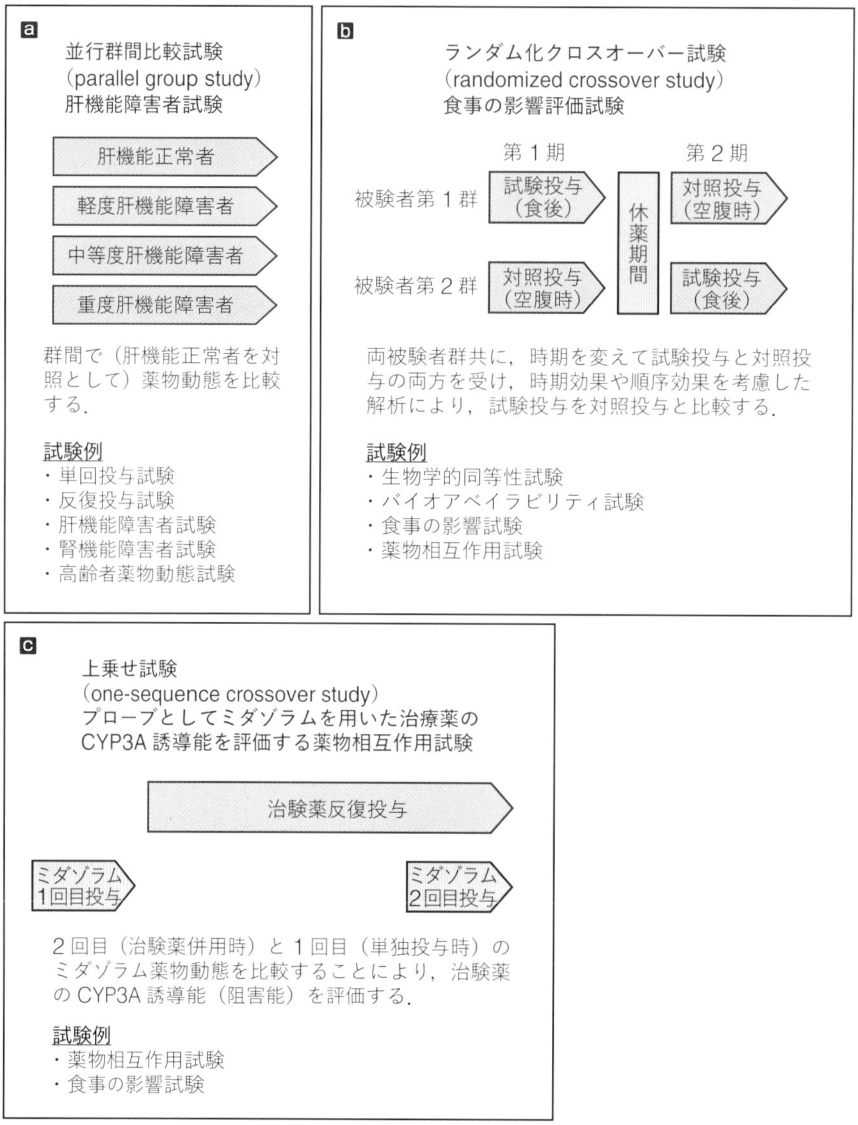

a 並行群間比較試験
（parallel group study）
肝機能障害者試験

肝機能正常者
軽度肝機能障害者
中等度肝機能障害者
重度肝機能障害者

群間で（肝機能正常者を対照として）薬物動態を比較する．

試験例
・単回投与試験
・反復投与試験
・肝機能障害者試験
・腎機能障害者試験
・高齢者薬物動態試験

b ランダム化クロスオーバー試験
（randomized crossover study）
食事の影響評価試験

第1期　　　　第2期
被験者第1群　試験投与（食後）　休薬期間　対照投与（空腹時）
被験者第2群　対照投与（空腹時）　　　試験投与（食後）

両被験者群共に，時期を変えて試験投与と対照投与の両方を受け，時期効果や順序効果を考慮した解析により，試験投与を対照投与と比較する．

試験例
・生物学的同等性試験
・バイオアベイラビリティ試験
・食事の影響試験
・薬物相互作用試験

c 上乗せ試験
（one-sequence crossover study）
プローブとしてミダゾラムを用いた治療薬の
CYP3A誘導能を評価する薬物相互作用試験

治験薬反復投与

ミダゾラム1回目投与　　　ミダゾラム2回目投与

2回目（治験薬併用時）と1回目（単独投与時）のミダゾラム薬物動態を比較することにより，治験薬のCYP3A誘導能（阻害能）を評価する．

試験例
・薬物相互作用試験
・食事の影響試験

図4.2 臨床薬物動態試験の典型的なデザイン

な試験に適用される．上乗せ試験は，一方の投与において長期の投与期間を必要とする場合や，ランダム化クロスオーバー試験では長期の休薬期間を必要とする場合に有用な試験法である．

Take Home Message

　試験デザインの特徴を理解し，医薬品開発における試験成績を読み解く参考とするとともに，臨床研究を計画する際には，試験目的，必要な試験精度，試験効率，実施可能性などを考慮して適切な試験デザインを選択したい．

　医薬品開発過程における薬物動態評価の究極的な目標は，開発化合物の基本的な薬物動態特性を明らかにし，薬物動態に対する内因性および外因性の影響要因を特定することにより，適切な医薬品を，必要なすべての患者に，適切な用法・用量で投与するための情報を得ることである．一方で，医薬品開発過程で得られる情報には限界があり，製造販売承認後の臨床現場からの情報発信は医薬品適正使用のために重要な意味をもつ．また，開発化合物の多様化，医薬品開発の複雑化により，開発化合物が潜在的に有している特性と比較して，開発過程で得られる情報がより限定的になっていく中で，開発担当者と臨床現場とのコミュニケーションによる情報のアップデートは，今後ますます重要になってくるであろう．医薬品適正使用に資するのはもちろんであるが，臨床現場から積極的な情報発信を行うため，また，開発担当者とのコミュニケーションを円滑にするためにも，臨床現場の薬剤師も臨床薬物動態に関する十分な知識を備えたい．

▶ 文献

1) 厚生労働省：医薬品の臨床薬物動態試験について，医薬審発第796号，平成13年6月1日．
2) Sheiner LB, et al：NONMEM users guide. 1979.
3) 厚生労働省：「母集団薬物動態／薬力学解析ガイドライン」について，薬生薬審発0515第1号，令和元年5月15日．
4) 緒方宏泰編：医薬品開発ツールとしての母集団PK-PD解析―入門からモデリング＆シミュレーション，朝倉書店，2010.
5) 矢船明史ほか：母集団薬物データの解析，朝倉書店，2004.
6) 厚生労働省：医療用医薬品の電子化された添付文書の記載要領について，薬生発0611第1号，令和3年6月11日．
7) FDA：Guidance for industry pharmacokinetics in patients with impaired hepatic function：study design, data analysis, and impact on dosing and labeling. 2003.
8) FDA：Guidance for industry pharmacokinetics in patients with impaired renal function–study design, data analysis, and impact on dosing– DRAFT GUIDANCE. 2020.
9) EMA：Guideline on the evaluation of the pharmacokinetics of medicinal products in patients with decreased renal function. 2016.
10) EMA：Guideline on the evaluation of the pharmacokinetics of medicinal products in patients with impaired hepatic function. 2005.
11) 厚生労働省：医薬品開発と適正な情報提供のための薬物相互作用ガイドライン．薬生薬審発0723第6号，平成30年7月23日．
12) FDA：Guidance for industry clinical drug interaction studies—cytochrome P450 enzyme- and transporter-mediated drug interactions. 2020.
13) EMA：Guideline on the investigation of drug interactions. 2013.
14) 厚生労働省：後発医薬品の生物学的同等性試験ガイドライン等の一部改正について，薬生薬審発0319第1号，令和2年3月19日．

添付文書とTDMでは薬物動態が予測できない薬はどうするか

薬物動態を予測するとは

　そもそも薬物動態を予測する，とは何を指しているのだろうか．薬物動態を予測しなければならないのはどういう場合だろうか．また，具体的にどのような予測ができるのだろうか．さらに，その際，どういう情報が必要だろうか．まずはここから考えてみよう．

　薬物動態を予測する必要性は種々考えられる．例えば新薬を開発中であるとしよう．動物での基礎実験を終え，これから初めてヒトにその化合物を投与する臨床第Ⅰ相試験の計画を立案しているとする．その際，最重要なのは投与量だ．ヒトに投与したら何が起こるのか，それはまだ誰も知らない．そこで，ありとあらゆる基礎実験のデータおよび薬物動態学の理論を駆使してヒトにおける薬物動態（薬物濃度）を「予測する」．

　あるいは，患者に投与する第Ⅱ相試験を考えよう．第Ⅰ相試験において健康成人での薬物濃度はわかった．しかし，私たちが本来知りたいのはそういうことではなく，患者における効果だ．そのためにまず患者における薬物濃度を予測する．患者の薬物動態がそもそも健康成人と異なっていることも少なくない．年齢層が異なる場合が多いし，患者では薬物を処理する臓器（肝臓，腎臓）の機能が健康成人よりも低下していることもある．さらに，患者間の個人差は多様である．遺伝的に均一に近い実験動物ほどではないにしても，第Ⅰ相試験で対象となる健康成人は，多くの場合「健康な20〜30代の男性」であって，個人差は比較的小さいと期待できる．それに対して患者はもちろん「健康」ではないし，年齢も性別も臓器機能も，また，併用薬の種類も多種多様である．

　そう，まさに，臨床現場における薬物動態の予測の際にはこの個人差の問題が大きく立ちはだかる．

　臨床現場においては，ある特定の，目の前の患者の薬物動態を予測し，適切な用法・用量を考えなければならない．目の前にいる「患者」は当然，健康成人とは異なる．また，「一般的な患者集団のうちの不特定の一人」でさえもなく，「ある特定の個人」である．その個人が「平均的な患者」であるとはあまり期待できないであろう．臨床現場で薬剤師の知恵が必要とされるのは，まさに「平均的でない」「ある特定の」患者の薬物動態，ひいては，最適な用法・用量を考え抜くことである．では，「その特定の患者の薬物動態を予測する」とは具体的に何をすればいいのだろうか．

　薬物動態を予測する手段には，大きく言って2種類（さらに分類すると3種類）ある（**表**

表4.2 薬物濃度の予測の種類

	薬物濃度データ	PPKパラメータ	患者共変量	求まるパラメータ	濃度予測
初回投与前	なし	使用せず	使用せず	平均	PRED
初回投与前	なし	使用	使用	平均	PRED
TDM後	最低1点	使用	使用	Bayes	IPRED

PPK：母集団薬物動態(population pharmacokinetics)，PRED：母集団予測(population prediction)，IPRED：個別予測(individual prediction)，TDM：治療薬物モニタリング(therapeutic drug monitoring)，Bayes：ベイズ法による個別パラメータ

4.2)．1つは，添付文書や公表文献などに載っている薬物動態パラメータを用いた予測であり，もう1つは患者の薬物濃度実測値を用いたTDM（治療薬物モニタリング，therapeutic drug monitoring）に基づく予測である．

1 添付文書や公表文献情報を用いた予測（表4.2「初回投与前」）

添付文書にはたいていその薬物の薬物動態パラメータが載っている．また，薬物動態解析の結果を報告している文献にもパラメータ値が載っているであろう．この値と本書で解説されている薬物動態理論を用いれば任意の用法・用量での任意の時点の薬物濃度が必ず計算できる．

しかしその際，注意しなければならないことが2点ある．1つは添付文書に載っているのは多くの場合，健康成人のパラメータであること．その値を用いて患者の薬物動態を予測するのは危険である．2つ目は，それらのパラメータ値はあくまでも平均値であるということ．この2点の問題については項「添付文書・論文の情報を用いた予測」で述べる．

いずれにしても，以上のような添付文書情報や公表文献情報に基づく予測のことを母集団予測(population prediction)と呼ぶ．単にPREDと略することもある．「母集団予測」とは，健康成人か患者かはさておき，その母集団での平均濃度を予測していることを意味する．この予測は，目の前の患者に薬物を初めて投与する前，すなわち，初回投与設計時に行うことができるのが特長である．

2 TDMに基づく予測（表4.2「TDM後」）

それに対して，患者に実際に薬物を投与した後，TDMによって測定した薬物濃度の値を利用して，その患者自身の以後の薬物動態を予測することができる．詳しくは項「TDMの結果を用いた予測」で述べるが，この予測のことを個別予測(individual prediction)という．個別(individual)予測という意味を込めてIPREDとよく略される．

いつ，その予測をすることができるか，また，その予測にはどういう情報が必要となるか（言い換えれば，どういう情報があるならば，どういう予測ができるか）を含めて以下で説明する．なお，表4.2における「患者共変量を用いた予測」については項「添付文書・論文の情報を用いた予測」で述べる．

予測できない，とはどういうことか

さて，一方，「これでは予測ができない」といわれる場合がある．それはどのような状況だろうか．①予測に必要な情報がそろっていない，②情報はあるが信頼性に欠ける，の2通りが考えられる．順にみていこう．

1 そもそも情報がないために予測できない場合

まっさらの新薬を研究開発中の研究者ならともかく，少なくとも臨床現場で使用する薬物の動態情報がまったくないことはほとんどないであろう．もちろん例外はある．

例えば，非常に古くから使用されてきている「古い」薬物の場合だ．文献検索をしても古い年代の論文しかヒットせず，それが掲載されている雑誌（もちろん電子媒体は期待できない）も入手困難という事態が時にある．しかし，そのような薬物は，幸い，古くから使われているだけあって，経験者が身近に存在するはずである．本稿は「勘と経験（のみ）」を推奨するものではないが，情報が何もないよりはましである．亀の甲より役に立ちそうなものがあるならばそれを活用するにやぶさかではない．

2 情報はあるが信頼性に欠けるので予測できない場合

問題はこちらだ．一見，情報はあるようにみえるが，それを信用して予測すると外れて痛い目にあう．それは，信頼性に欠ける情報を誤って用いてしまったからかもしれない．

では，信頼性とはどう判断すればいいのだろうか．信頼性に欠ける場合として代表的なのは，対象患者集団が異なる場合である．わかりやすい例を挙げるならば，健康成人の情報しかない場合である．項「薬物動態を予測するとは」で述べたように，私たちが予測したいのは患者の薬物動態である．健康成人の情報を用いて患者を予測できる保証はない．もちろん健康成人と患者の薬物動態が必ず異なるわけではない．「異ならない」ことがわかっているならば問題ないし，あるいは，理論的に考えて，若年健康成人男性と，臓器機能の正常な20代の男性患者の薬物動態はおおむね類似しているであろう．そのような特殊な場合を除いては健康成人と患者が類似しているかどうかは事前（初回投与前）には不可知である．であるから「同じ」と仮定することは危険だ．「異なる」ことを前提として予測に取り組まねばならない．

一方，「ある特定の疾患の患者○人」の結果に基づく薬物動態の文献があったとする．しかし，それが

▶その薬物が適応をもつ別の疾患の患者

▶同じ疾患であっても重度の腎障害患者

▶併用報告のない薬物の併用例

▶妊婦

▶体重150kgの肥満患者

▶目の前の患者X

に適用できる保証はない．これは，公表されている情報の一般化可能性の問題である．なお，「目の前の患者X」を挙げたのは冗談でも何でもない．言うまでもなく，ある特定の，かつ，今目の前にいる患者に関する症例報告がすでに世の中に出回っていることはありえない．では，そのような場合にどうするか，つまり，「患者X」に関する予測はどうすればいいのか，を考えるのが本稿，および，本書全体の目的の一つである．

添付文書・論文の情報を用いた予測

上述のように，まずは添付文書あるいは公表文献に記載されている情報を用いて薬物濃度を予測することができる．ただし，次の2点に注意する必要がある．

①特に添付文書の場合，多くは健康成人の薬物動態パラメータであること

②いずれの場合でも，平均値（平均パラメータ）であること

前者については上に詳述したので，ここでは後者の問題について述べる．

上述のPREDは平均パラメータを用いた薬物濃度の予測である．つまり，平均濃度を予測していると言える．すなわち，平均パラメータ値（点推定値）を用いて予測線を1本だけ引いているわけだ．

図4.3aに示すのはバンコマイシンの血漿中濃度を予測した曲線である．このように，線が1本引かれて，これが濃度予測値であるといわれる．しかし，これは平均濃度である．平均の意味するところに注意しよう．実際の患者の濃度がこれより低い確率が約50％であり，これより高い確率も約50％である．すなわち，この平均濃度予測どおりの濃度になる確率は非常に低い．これは詭弁のように聞こえるかもしれない．しかし，現実問題として，臨床の現場で投与設計に頭を悩ますのは，平均から外れている患者の場合であろう．よって，たいていの場合，平均値予測は参考程度にしかならず，あまり役に立たない．つまり，この平均値予測を決して過信してはならない．

では，平均ではなく個人差を考えるとどうなるだろうか．Yasuharaらが報告した母集団薬物動態（population pharmacokinetics：PPK）パラメータ[1]に従って個人差を考えてランダムシミュレーションを行い，そのうちの20例分を示したのが図4.3bである．図から明らかなように，個人差はかなり大きい．このバンコマイシンの例では，クリアランス（CL）の個人差は38％CV，分布容積（V）では25％である．なお，CVはcoefficient of variation（変動係数）であり，標準偏差/平均値，で定義される．つまり，平均値に対する標準偏差の相対的な大きさを表している．さて，個人差はこのように大きく，そして，目の前の特定の患者Xの薬物濃度はこのうちのどれかであろうとは推察できる．しかし，このどれであるかは事前（薬物投与前）にはわからない．

個々で，予測の精度を高める手段が2つある．1つはPPKの共変量モデルを利用して予測すること．もう1つはTDMを行ってベイズ予測することである．後者については項「TDMの結果を用いた予測」で述べる．ここでは前者，すなわち，PPKパラメータを活用した予測について説明する．

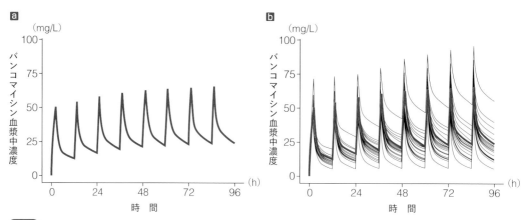

図4.3　バンコマイシンの血漿中濃度予測
a：平均パラメータを用いた平均濃度の予測
b：赤線（太線）：平均パラメータによる平均濃度，黒線（細線）：個人差を考慮したときの20例分の予測濃度.
　　750mg，1日2回点滴投与，40歳男性，体重72kg，CLcr 50mL/min

　　例えば，Yasuharaらによると，バンコマイシンの成人のCLは以下の式で予測できる[1].
$$CL\,(L/h) = 3.51\,(L/h) \qquad (CLcr > 85mL/min の場合)$$
$$0.0478 \times CLcr \qquad (CLcr \leqq 85mL/min の場合)$$

ここでCLcrはクレアチニンクリアランスである．この式を用いると，例えば，目の前の患者のCLcrが50mL/minとわかっていれば，その患者の CL = 2.4L/hと予測できる．もしこのPPKパラメータがなかったならば，あるいは，患者のCLcrが不明であったなら，この患者のCLは添付文書情報から5.2L/hと求めるしかない（CLcr 50mL/minの患者に0.5g投与したときの $AUC_{0-\infty}$ = 95.4mg・h/L から換算した）．

　　ここで大事なことは，このように何らかの方法でCLを予測したとしても，それは依然として「平均値」にすぎないということだ．例えばCLcr 50mL/minの患者群（そういう患者は多数いる）での平均値がCL = 2.4L/hであることを意味する．この2.4L/hという平均値に対してさらに個人差が38%CVあることになる．ところで，もし，PPKパラメータがなかったとしたら，例えばCL = 5.2L/hと予測するしかないわけであるが，このときの個人差は38%CVよりも確実に大きい．言い換えると，PPKパラメータがわかっていて，かつ，その患者の共変量値がわかっているならば，その共変量値の患者の薬物動態を（平均）予測することができ，かつ，その時の個人差（予測の誤差とも言える）は，この情報がなかったときよりも小さく抑えられる，というわけである．

　　まとめると，
▶添付文書情報だけなら，多くの場合，健康成人の平均予測
▶母集団薬物動態解析の文献があり，かつ患者の共変量情報があるならば，その患者群の「平均」予測

ができることになる．なお，この後者の場合もPREDと呼ぶ．あくまでも，共変量値が，ある値（上記の例ならばCLcr 50mL/min）の患者集団での平均予測という意味だ.

TDMの結果を用いた予測

　以上述べてきたのが「平均予測」（PRED）である．これには限界があった．しかし，これは初回投与前の情報のみで予測できるという特長もある．

　一方，ひとたび，ある用法・用量にて実際に投与した後ならば，予測の精度を上げることができる．TDMによって得られる薬物濃度データを活用するのである．詳細は成書[2]を参照してほしい．ここで必要となるのは，

▶ 母集団薬物動態パラメータ
▶ 患者の薬物濃度データ

の2点である．後者は，原理的には1点のみでも構わない．この2種類の情報を用い，ベイズ法という統計的計算を行うと，その患者自身の薬物動態パラメータを求めることができる．つまり，**図4.3b**の多数の線の中の「どの線」であるかが確定できるのである．このようにしてその患者個人のパラメータで予測した値が上述のIPREDである．ひとたびIPRED予測ができるようになれば，その患者の投与設計も思いのままであり，まさに個別化投与設計が可能となる．

　さてこのように万能に思えるTDMとベイズ法を組み合わせたIPRED予測であるが，注意点が2つある．

①TDMデータを用いた投与設計には必ずしもベイズ法を用いる必要はない．
②ベイズ法による予測にも誤差が伴う．

最初の点は実はとても重要である．高度な手法を使えばよりよい（より患者に有益な）投与設計ができるというものでもない．ベイズ法による計算の背後には高度な統計理論が存在し，たいていの場合，ブラックボックス的に用いることになる．しかし，薬物動態の基礎知識を四則演算（と対数計算と電卓）があれば実はかなりのことができることを覚えておいてほしい．その具体的方法の事例は本書に多数紹介されている．要するに，薬物動態が線形であるならば四則演算のみでかなりのことが予測可能なのだ．2点目の②については項「予測が外れる原因」で述べる．

何を予測したいのか

　述べてきたことのくり返しにはなるが，再度，**表4.2**をみてほしい．

　あなたは投与設計をするにあたって，いつ，何がしたいのか，あるいは，いつ，何ができるのか，そしてどういう限界があるのか，を考えてみよう．

　まず，初回投与前ならば，文献情報を集め，かつ，患者の情報をまとめる．それらを用いるとPRED予測ができる．ただし，平均予測であるので，確率50%でそれより高い濃度になるし，確率50%で低い濃度になる．では，PRED予測はまったく役に立たないのか，というとそうでもない．あらためて**図4.3b**をみてほしい．確かに個人差はあって薬物濃

度は上下にばらつく．そしてこの中のどれになるかは事前にはわからない．しかしそれでも言えることはある．

　濃度に個人差があり，どんなに上下にずれるにしても，例えば確率95％で，最大でも上下にここまでしか変動しないだろうという幅はわかる（ただしこのためには添付文章情報のみでは不足で，PPKパラメータが必要になる）．これは極めて重要な情報である．確かに，個人差があるから確定的なことは言えない．しかし，どんなに高くても確率95％でここまでにしかならない（だから，副作用のリスクはこれくらいに抑えられる），あるいは，濃度がどんなに低くなったとしても確率95％でここまでしか低くはならない（だから，その確率で効果も期待できる），と，ある確率の範囲内で自信を持って言うことができるのだ．

　問題はその確率，あるいは，その予測の幅の広さ（狭さ）である．確率が高いに越したことはない．実は，それを左右するのはPPKパラメータの「良さ」である．良いPPKパラメータを用いればより高確率の（高精度の）予測が可能となる．良いPPKモデルを得るためにはその計画がとても重要である．その点については項「研究を計画する」で述べる．

　次に，投与後の場合である（表4.2の最下行）．TDMで薬物濃度データが得られれば，薬物動態の基礎理論，電卓，あるいはベイズ法を用いることでIPREDが予測できる．これこそがまさに臨床の現場で闘う薬剤師の力の見せ所であろう．勘と経験のみではなく，経験と理論で臨んでいただきたい．

予測が外れる原因

　PREDもIPREDも完璧ではない．その予測が外れることもある．大事なことは，どの程度に外れうるのかを事前に把握しておくことである．

　添付文書にせよ，公表文献にせよ，目の前の患者Xにぴったり合った状況での薬物動態情報が提供されていることはまずない．したがって，今必要としている予測はある程度「外挿」にならざるをえない．言い換えれば，内挿の範囲内の予測ならば高度な専門的知識と経験がなくてもある程度可能である．しかし，あなたに求められているのは，そのような（容易な）内挿予測が不適切な患者の予測（ある種の外挿）をすることである．

　外挿予測をするにあたって気をつけるべきは次の2点である．

①どういう観点での外挿になるのか．それがどう影響するのか．文献情報と目の前の患者とでは患者背景が異なっていることが多いだろう．その違いが薬物動態に影響するのか，どの程度影響するのか．

②外挿が明らかに無理そうならば，TDMをして濃度を実測するしかない．その上でIPRED予測をするのである．そのようなデータを集積し，そのような患者での薬物動態情報としてあなたが世に公表すべきである．この点については項「研究を計画する」で述べる．

　さらに，TDMデータとベイズ法を用いたIPRED予測も100％正確というわけではない．図4.4は，ある薬物を1日1回投与し，7日後（168h）のデータ（●）を使ってベイズ予

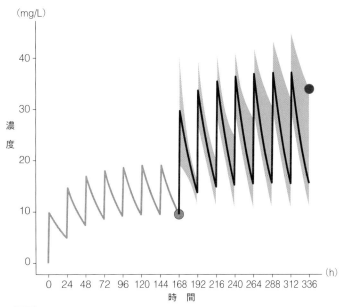

図4.4 ベイズ予測およびその予測誤差

測した結果である．その情報を用いて投与設計をすることを考える．

　トラフ濃度が期待より低かったので増量するとしよう．そうすると，7日目以降(168〜336h)の濃度は平均的には黒実線のようになると予測できた(これが通常の予測)．しかし14日目(336h)に再度薬物濃度を測定してみると，予測よりもはるかに高い濃度であった(●)．なぜこんなにも予測から外れるのだろうか．ベイズ法はそんなにも信頼がならないのか．

　そうではない．ベイズ法にも予測誤差があるのだ．その予測誤差(90%信頼区間)を赤(■■■)の範囲で示した．これをみると，測定濃度(●)はぎりぎり予測範囲上限内であった．つまり，IPRED予測にはこれくらいの誤差が伴っているのであり，誤算を考慮すれば予測は大きくは外れていなかったと言える．

　ところでこの予測誤差とは何のことだろうか．ベイズ予測には薬物濃度の実測値(この場合7日目の値，●)が用いられる．濃度測定値には測定誤差がある．加えて，採血時間(投与後の時間)のデータも必ずしも正確というわけではないだろう．また，点滴投与であるならば，点滴に要した時間(点滴速度)も厳密にはわからない．これらの誤差は通常意識されないし，予測誤差を具体的に計算することも容易ではない．

　したがって，日常の投与設計において予測誤差を計算することまでは不要であるが，大事なことは，TDMとベイズ法を組み合わせたIPRED予測にもこの程度の予測誤差が伴っていることを念頭に入れておくことである．詳しくは榊らの文献[3]を参照してほしい．

　なお，ベイズ法の場合でも対象患者の問題はある．母集団薬物動態パラメータを推定する際に対象とした患者群と，目の前の患者とで背景が異なる場合にはどうなるだろうか．その場合でも，計算上は何の問題もなくIPRED予測はできるし予測誤差が極端に広くな

ることもない．例えば，CLcrが50 〜 120mL/minの患者を対象としたデータでPPK解析したパラメータが報告されているとしよう．その文献値を用いて，CLcr 30mL/minの患者のベイズ予測をしたとしても計算上は何のエラーも起こらない．しかし，これも患者背景の「外挿」であると自覚して投与設計に臨むべきである．

　さて，自覚した上で，この外挿にはやはり無理があると判断したならば，どうするか．

　さあ，その時こそPPK解析を新規に研究計画しよう．

研究を計画する

　添付文書情報あるいは公表文献を用いればPRED予測できる．さらに，TDMデータを用いればIPRED予測ができることがわかった．しかし同時に，両者には限界があることもわかった．つまり，自分が必要としている情報は世の中には提供されていないことが多い．あなたが必要としている情報は，世界中の医療関係者および患者も必要としているはずだ．よって，まさにあなたが率先してその情報を提供すべき時なのだ．以下の順で進めよう．

①PPK解析の研究計画を練る．

②データを収集する．

③データを整理する．

④母集団薬物動態解析を実施する．

⑤結果を公表する．

ここで何よりも大事なことは「①研究計画を練る」ことである．症例は何例分集めるか，採血時点はどうするか．また，そもそも何のために母集団薬物動態解析をするのか（目的は何か）．

　目的を単に「患者の薬物動態を知る」とするのはあまりよくない．患者の薬物動態の何が知りたいのか．実際のところ，（逆接的ではあるが）患者の薬物動態そのものは第一義的に必要な情報ではない．知りたいのはその薬の効果および副作用の現れ方である．幸い，効果・副作用と薬物動態のある側面とがよく相関することが多い．そのため，薬物動態の「ある側面」をサロゲートとして調べるのである．もしくは，薬物動態がサロゲートになりうるかどうかを調べる．では，「ある側面」とはなんだろうか．それを考えるヒントは本書に多数例示されている．それはトラフ濃度か，あるいはC_{max}かもしれないしAUCかもしれない．CLが重要なのか，あるいはV_dか．それは薬物の特性および疾患の個性に依存する．

　また，「②データを収集する」において，前向きに臨床試験を計画し，実施する機会ばかりでもないだろう．どちらかといえば，カルテからデータを収集して後ろ向きに検討する場合が多いかもしれない．その場合でも計画は重要である．薬物動態のどういう側面を知りたいから，どういうデータを集めるか，まずそれを明確にしてからデータ収集（カルテ調査）に臨もう．くれぐれも「結果としてTDMデータが集まったから，これを用いて何かしたい」とならないように注意いただきたい．"Garbage in, garbage out.（ゴミを使っ

てどんなに調理しても得られるのはゴミにすぎない）"である．出てきたものがgarbage であったとしても，ひとたびそれが論文として公表されると，いつの日か，誰かがそれを 信用して使用することになる．製造物責任をよく自覚しよう．

　さて，母集団薬物動態解析を計画するにあたり，よく問題にされることは，

▸ 症例は何例必要か

▸ 一人あたり何点の採血が必要か

あるいは

▸ ○○例，□□点のデータが手元にある．これで母集団薬物動態解析は可能だろうか

である．しかし，残念ながらそういった質問の一般論として答えることはできない．個別 の事例の薬物動態の特徴，疾患の特性およびその解析の目的によって個々に決められるべ きことだからである．したがって言えることは，近くの専門家に必ず相談しながら計画す べし，に尽きる．

　あなたは今どの時点にいて，投与設計をしようとしているのか．どういう情報をもって いるのか．それらの観点から，何が，どこまで予測できるのかを本稿では述べてきた． PRED と IPRED の特徴や違い，およびそれぞれの限界をよく理解して予測，および投与 設計に向かっていただきたい．その上で情報が不足するならば，適切に研究を計画し，遂 行し，公表する．それがあなたに求められていることである．

▸ 文献

1）Yasuhara M, et al：Population pharmacokinetics of vancomycin in Japanese adult patients. Ther Drug Monit, 20：139-148, 1998.
2）辻 泰弘ほか編：クリニカルファーマコメトリクス，南山堂，2019.
3）榊 拓人ほか：TDM解析におけるベイジアン法を利用した血中濃度予測に対する標準誤差の意義．TDM研究，37：59-68, 2020.

3
発　展

薬物動態解析結果の情報を臨床に還元する上での注意点

　薬剤師にとって，"薬物動態解析結果が最も身近に存在"しているものは何か．

　薬剤師にとって，"薬物動態解析結果が臨床のどの場面"で活かされるのか．

　少し想像しながら読み進めていただきたい．

　臨床薬物動態に携わる薬剤師の最終的な到達目標は，薬物動態解析に関する学術論文（英語・日本語問わず）の研究成果を読み取り，その結果を臨床に応用することであろう．しかし，臨床薬物動態の初学者が薬物動態解析の研究成果を臨床に還元すること，これは一朝一夕にはいかない．ここで前文の答え合わせをしたい．薬剤師の最も身近に存在する薬物動態解析結果，それは学術論文ではない．薬物動態解析結果が最も身近に存在しているものは，医薬品に梱包・同封されている添付文書もしくは医薬品インタビューフォームである．

　私たちが薬物動態解析結果を参考にする場面は容易に想像できるだろう．患者に中毒作用が出現した場合，薬物投与中止後にどれくらいで消失するのか．あるいは，授乳中の患者の場合，薬物が母乳に移行するのか．これらのことは，添付文書もしくは，医薬品インタビューフォームから計算できることが多い．

　一方で，添付文書や医薬品インタビューフォームに記載されている対象集団，いわゆる被験者は実際の患者と合致しないことも多い．例えば，腎排泄型薬物の場合，透析患者のデータは健康成人のそれと異なる．

　そこでここでは，臨床薬剤師の身近に存在する添付文書および医薬品インタビューフォームに記載されている薬物動態解析結果を例に挙げ，基本的な臨床薬物動態の研究結果の読み方と，それらの研究成果を臨床で利用する際の注意点に関して理解を深めていきたい．要約すると以下の項目について説明するが，後半は多少難しい内容も含まれているため，一つずつ学修レベルをクリアして読み進めてほしい．

①薬物動態解析結果から，どれくらいで薬物が消失するのかを計算してみる（初級者レベル）

②薬物動態解析結果に記載されている解析方法の違いを理解する（中級者レベル）

・ノンコンパートメントモデル解析（標本集団）

・コンパートメントモデル解析（母集団）

③薬物動態解析結果の対象集団を見極めて，薬物動態パラメータを利用する（初級者レベル）

　なお，②「薬物動態解析結果に記載されている解析方法の違いを理解する」には③「薬物

動態解析結果の対象集団を見極めて，薬物動態パラメータを利用する」を十分に理解すため必要な中級者レベルの内容が含まれている．しかし，①「薬物動態解析結果から，どれくらいで薬物が消失するのかを計算してみる」から，③「薬物動態解析結果の対象集団を見極めて，薬物動態パラメータを利用する」に進んでも理解できる内容にしている．

薬物動態解析結果から，どれくらいで薬物が消失するのかを計算してみる

　添付文書には，医薬品を投与する上で必要な基本的な医薬品情報が記載されている．しかし，医薬品の販売包装単位で添付されている文書であるために，梱包される情報量は制限されている．そこで医薬品の評価を行うための情報源として医薬品インタビューフォームが必要である[1]．医薬品インタビューフォームは原則として，日本で販売されている医薬品の剤形(投与経路ごと)別に作成されている．特に薬物動態に関しては，添付文書と比較して多くの情報が網羅されている．例えば，クリニカル・クエスチョンとして頻繁に遭遇する，透析時における除去率，特定の背景を有する患者(授乳時における母乳への薬物移行性など)，のような臨床における医薬品投与設計に必要不可欠な情報である(**表4.3**)．ここには原則として，ヒトを対象として得られたデータが記載されているが，ヒトでのデータが得られないものについてはこれを補足するために非臨床試験(いわゆる動物実験)の結果が記載されている．この場合，動物種もしくは *in vitro* 試験などの試験対象が記載されているはずである．また，薬物血中濃度や投与量と効果・副作用発現に相関がみられることが明らかな場合には，どれくらいの薬物血中濃度で推移すると，どれくらいの確率で効果・副作用が発現するか，などが記載されていることもある．

　ここでは，添付文書に記載されている薬物動態解析結果を用いて，薬物が投与後にどれくらいの時間で消失していくのかを考えてみたい(**図4.5**)．また，通常，薬物動態解析で利用されているPKパラメータの名称，略語などを**表4.4**にまとめた．

　このシナリオでは，健康成人の被験者6人に1回150mgの錠剤を単回経口投与した．その2，4，6，8，10，12時間後に採血を行った．すなわち，被験者1人あたり6回の採血を行い，薬物血中濃度が測定されている．次に6人の被験者から得られたデータの平均とばらつきが統計的に推定されている[2]．このシナリオでは，わかりやすく理解できるようにばらつきを表示せず平均値のみを表記しているので，平均値を利用して消失に関わるPKパラメータを求めたい．

　はじめに，このシナリオにおいて，現在私たちがわかっていることを整理する．投与量が150mgであり，投与後2時間で最高血中濃度に到達し，そのときの薬物血中濃度は10.0mg/Lである．その後は，薬物血中濃度は減少し，消失半減期は3.5hである．また，この時の$AUC_{0-\infty}$は75mg・h/Lであることが判明している．この薬物動態解析結果には，吸収速度定数(k_a[/h])，分布容積(V[L])，消失速度定数(k_e[/h])などは記載されていない．しかし，消失半減期が記載されている．したがって，この消失半減期を利用して消失を考

表4.3 医薬品インタビューフォーム記載項目における薬物動態の情報

Ⅶ. 薬物動態に関する項目

１．血中濃度の推移
（１）治療上有効な血中濃度
（２）臨床試験で確認された血中濃度
（３）中毒域
（４）食事・併用薬の影響
２．薬物速度論的パラメータ
（１）解析方法
（２）吸収速度定数
（３）消失速度定数
（４）クリアランス
（５）分布容積
（６）その他
３．母集団（ポピュレーション）解析
（１）解析方法
（２）パラメータ変動要因
４．吸収

５．分布
（１）血液-脳関門通過性
（２）血液-胎盤関門通過性
（３）乳汁への移行性
（４）髄液への移行性
（５）その他の組織への移行性
（６）血漿蛋白結合率
６．代謝
（１）代謝部位及び代謝経路
（２）代謝に関与する酵素（CYP等）の分子種，寄与率
（３）初回通過効果の有無及びその割合
（４）代謝物の活性の有無及び活性比，存在比率
７．排泄
８．トランスポーターに関する情報
９．透析等による除去率
１０．特定の背景を有する患者
１１．その他

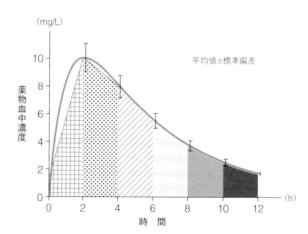

患者群	n	投与量 (mg)	年齢 (歳)	体重 (kg)	CLcr (mL/min)	C_{max} (mg/L)	T_{max} (h)	$AUC_{0-\infty}$ (mg・h/L)	$t_{1/2}$ (h)
健康成人	6	150	22.0	68.9	120.0	10.0	2.0	75.0	3.5

数値は平均値

図4.5 ノンコンパートメントモデル解析の結果

CLcr：クレアチニンクリアランス，C_{max}：最高血中濃度，T_{max}：最高血中濃度到達時間，$AUC_{0-\infty}$：単回投与後の無限時間までの薬物血中濃度-時間曲線下面積，$t_{1/2}$：消失半減期

表4.4 薬物動態解析結果で用いられる基本的な薬物動態（PK）パラメータ

名称	略語	英語表記	単位
薬物血中濃度	C	concentration	mg/L（μg/mL）
最高血中濃度	C_{max}	maximum concentration	mg/L（μg/mL）
最低血中濃度	C_{min}	minimum concentration	mg/L（μg/mL）
最高血中濃度到達時間	T_{max}	time to maximum concentration	h
クリアランス	CL	clearance	L/h
分布容積	V_d	volume of distribution	L
消失半減期	$t_{1/2}$	elimination half-life	h
消失速度定数	k_e	elimination rate constant	h^{-1}（/h）
吸収速度定数	k_a	absorption rate constant	h^{-1}（/h）
生物学的利用能（バイオアベイラビリティ）	F	bioavailability	—※
薬物血中濃度−時間曲線下面積	AUC	area under the concentration-time curve	mg·h/L（μg·h/mL）

※生物学的利用能（バイオアベイラビリティ）は無単位であるが，主に百分率（％）で表示される．

表4.5 消失半減期と体内からの薬物消失量との関係

T_{max}からの経過時間(h)	体内に現存する濃度(mg/L)	0時間からの濃度比	初期体内薬物量からの消失率（％）
0	10	1	0
3.5	5	1/2	50
7	2.5	1/4	75
10.5	1.25	1/8	87.5
14	0.625	1/16	93.8
17.5	0.313	1/32	96.9

消失半減期が3.5hの場合

えてみる．消失半減期の5倍の時間が経過すると，$0.5^5 = 0.031$だから，投与された薬物は初期濃度の96.9％が消失する．すなわち，このシナリオでは，投与後17.5時間後には，投与された薬物の97％が消失し，投与量の3％しか体内に現存しないことになる（**表4.5**）．逆に考えると，投与中止後も半減期の約5倍程度の時間を経過するまで，体内に残存していることがわかる．消失半減期は，副作用発現後の薬物中断時期や母乳移行性薬物の授乳中断時期の目安など，臨床で汎用されている．

このシナリオでは，消失半減期が表記されていたが，もし，消失半減期ではなく，消失速度定数が記載されている場合は，次式によって，消失半減期を求めることができる．

$$t_{1/2} = \frac{\ln 2}{k_e}$$

もし，消失半減期も消失速度定数も記載されておらず，分布容積が記載されている場合は，次式によって，消失半減期を求めることができる．

$$CL = \frac{Dose}{AUC} \qquad (Doseは投与量 [mg])$$

$$k_e = \frac{CL}{V}$$

$$t_{1/2} = \frac{ln2}{k_e}$$

　もし，消失半減期も消失速度定数も分布容積が記載されていない場合には，薬物血中濃度と時間における推移図から，おおよその半減期を求めることもできる．

　消失半減期が理解できれば，薬物動態初学者でも投与設計の提案が比較的可能となる．ここで紹介した数式は頭に入れていただき，患者治療に活用していただきたい．

薬物動態解析結果に記載されている解析方法の違いを理解する

　私たちが取り扱うデータには母集団と標本集団の2種類がある（**図4.6**）．母集団は，解析対象となる集合全体である．例えば，ヒトの身長と体重について調べたいとき，母集団は全人類となる．しかし，実際に全人類における身長と体重について，データを収集し，解析するのは不可能である．そこで，私たちは一般的に，母集団の中から一部を抽出した標本集団について，データを収集し，解析を行っている[3]．

　ここでは，薬物動態解析結果がどのような解析法で得られているのかを理解し，その後，次項「薬物動態解析結果の対象集団を見極める」に進んでいただきたい．

1 ノンコンパートメントモデル解析

　項「薬物動態解析結果から，どれくらいで薬物が消失するのかを計算してみる」で利用した薬物動態解析結果がノンコンパートメントモデル解析の結果である．ノンコンパートメントモデル解析は，モデルによらない解析，非コンパートメントモデル解析（non-compartmental analysis：NCA），モデル非依存性解析などと呼称されることもあるが，これらは同義と考えても問題ない．文字通り，モデルを一切仮定しない薬物動態解析の手法である．ノンコンパートメントモデル解析では，得られたデータ[薬物血中濃度や臨床検査値などの実測値(観測値)]に基づいて，薬物動態の特性を理解しようとする

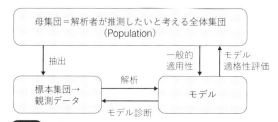

図4.6 母集団と標本集団におけるそれぞれの薬物動態解析の関係

（文献3より引用，一部改変）

ものであるが，数学的なモデルを構築しPKパラメータを求める必要がない[4]．

　多くの場合，**表4.3**のⅦ-2「薬物速度論的パラメータ」に示されているのは，ノンコンパートメントモデル解析結果である．ここでは標本集団が対象となる．すなわち，全人類の身長と体重を調査する代わりに同意が得られた少数の健康成人志願者および少数の患者を対象に解析を行う．標本集団で解析する目的は，母集団で解析するのが難しいために，代わりに標本集団で解析することで母集団におけるデータの分布を推定することである．

　ここでモデルとは何かを説明したい．私たち薬物動態解析に関わる者は「モデル」という言葉をよく利用する．モデルというと，ファッションモデルやプラモデルを思い描くかもしれないが，薬物動態の世界では数理（数式）モデルである．私の幼少期には，某アニメのロボット型プラモデルをたくさん作成したものである．プラモデルを作成して動かしてみると，アニメのような細かい動きは再現できないが，おおよその動きや大きさなどのロボットの全体像を把握することができる．同じように，薬物投与後に起きる体内での複雑な動態を完全に把握することはできない．そこで，数理モデルを用いて薬物投与後の変化の全体像を把握しようと試みる．もちろん，各患者における動態と数理モデルが完全一致することはないが，患者の中で起こっている事象を説明する上で非常に有用である．すなわち，数理モデルとは，生体内に限らずさまざまな現象を人間が理解できる言語（数式）にまとめたものである．

　本稿ではノンコンパートメントモデル解析およびコンパートメントモデル解析について述べる．なお，ここでの数理モデルは，実測されたデータ全体の確率分布を例えば平均値と標準偏差などで近似する確率分布モデルのことを指す．

2 コンパートメントモデル解析

　表4.3のⅦ-3「母集団（ポピュレーション）解析」の情報がコンパートメントモデル解析に該当する．いわゆる，1-コンパートメントモデル解析，2-コンパートメントモデル解析，3-コンパートメントモデル解析などである．母集団解析のモデルは通常，確率分布の形で表現される[5]．規定されたモデルが得られたデータ全体と同じような確率分布上にあるということがコンパートメントモデル解析の前提となっている．例えば，得られたデータ全体（母集団）の分布に対する正規分布のヒストグラムが存在する．ヒストグラムの頂点を結んで曲線が得られたと考えると，この曲線は何かしらの数式で表すことが可能である．通常，ノンコンパートメントモデル解析のように，1人の患者から複数回の採血を行うことは難しい．そこで，一人あたりで薬物血中濃度が1～数点しか得られていない患者から得られたデータ［薬物血中濃度や臨床検査値などの実測値（観測値）］をまとめて解析し，対象集団における薬物血中濃度の平均値とばらつきを推定する手法，これが母集団薬物動態解析である[4]．母集団薬物動態解析では，対象とする全患者から得られたデータにモデルをあてはめて，PKおよびPDパラメータを推定する．コンパートメントモデル解析については，専門書を参考にしていただきたい[2,3,6]．

薬物動態解析結果の対象集団を見極める

　4章のステップ2でも詳述されているが，薬物動態解析結果の対象集団を見極めることは非常に重要である．**表4.6**に示す日本人を対象としたバンコマイシンの母集団薬物動態解析の報告では，成人[7]と小児[8]で異なる薬物動態パラメータが報告されている．成人の薬物動態パラメータの対象母集団における年齢の平均値は64歳と成人の中でも比較的高齢患者を対象としている．小児の薬物動態パラメータの対象母集団における年齢の平均値は2歳である．また，母集団薬物動態解析に用いたモデルも成人（2-コンパートメントモデル）と小児（1-コンパートメントモデル）で異なっている．特に小児におけるバンコマイシンの体重あたりのクリアランス（CL）は，年齢1歳をピークに成長に伴い低下していくことが読み取れる．ここで，読者に考えていただきたい．

　　小児患者に対して，成人の母集団薬物動態パラメータを投与設計に利用してよいのか．

　答えは，無論"NO"である．
　次に，**表4.7**に示す製剤が異なる成人の日本人を対象としたバンコマイシンの母集団薬物動態解析の報告を確認していただきたい．ここでは，塩野義製薬のバンコマイシンが投与された母集団薬物動態パラメータとMeiji Seikaファルマのバンコマイシンが投与された母集団薬物動態パラメータを示している．いずれも成人を対象にしており，母集団薬物動態解析に用いたモデルも2-コンパートメントモデルで同じである．また薬物動態パラメータもほとんど同様の数値を示している．しかし，対象集団の年齢および体重は若干異なることが読み取れる．ここで，再度読者に考えていただきたい．

　　20歳の患者に対して，Meiji Seikaファルマのバンコマイシンが投与されている．投与設計に塩野義製薬のバンコマイシンの母集団薬物動態パラメータを利用してよいのか．

　答えは，"NO"である．
　ここで，母集団薬物動態パラメータを臨床で利用する際に最も重要なポイントを述べる．

　　投与設計の対象となる患者が母集団薬物動態パラメータに含まれる母集団の一員とみなせる．

　ベイズ解析は異なった母集団からの患者に適応できない．例えば，健康成人の母集団薬物動態パラメータを用いて腎機能障害患者の薬物濃度を予測する．高齢者の母集団薬物動態パラメータで小児を予測，小児の母集団薬物動態パラメータで妊婦を予測などのことである．また，先発医薬品と後発医薬品で異なる母集団薬物動態パラメータが報告されてい

表4.6 成人および小児におけるバンコマイシンの対象母集団および薬物動態パラメータの比較

		成　人	小　児
背景	症例数	190	49
	年齢（歳）*	64.3 ± 13.8 [19, 89]	2.4 ± 3.5 [0, 15]
	体重（kg）*	52.3 ± 9.6 [25, 75]	9.5 ± 10.8 [0.5, 48]
構造モデル		2-コンパートメント静注モデル	1-コンパートメント静注モデル
薬物動態パラメータ	CL (L/h)	$0.0478 \times CLcr$ (CLcr < 85mL/min) 3.51 (CLcr ≧ 85mL/min)	
	CL (L/h/kg)		年齢 ≦ 1歳 $(0.119 + 0.0619 \times (年齢 - 1))$ 年齢 > 1歳 $(0.119 + 0.00508 \times (1 - 年齢))$
	V_d (L)		0.522 × 体重
	V_{ss} (L)	60.7	
	k_{12} (/h)	0.525	
	k_{21} (/h)	0.213	

CLcr：クレアチニンクリアランス，CL：クリアランス，V_d：分布容積，V_{ss}：定常状態の分布容積，k_{12} および k_{21}：コンパートメント間の移行速度定数
＊：平均値 ± 標準偏差［データ範囲］

（文献7，8より作成）

表4.7 成人におけるバンコマイシンの各種製剤での薬物動態パラメータの比較

		塩野義製薬（成人）	Meiji Seika ファルマ（成人）
背景	症例数	190	100
	年齢（歳）*	64.3 ± 13.8 [19, 89]	65.4 ± 15.1 [25.8, 99.7]
	体重（kg）*	52.3 ± 9.6 [25, 75]	52.6 ± 12.7 [28.7, 97.0]
構造モデル		2-コンパートメント静注モデル	2-コンパートメント静注モデル
薬物動態パラメータ	CL (L/h)	$0.0478 \times CLcr$ (CLcr < 85mL/min) 3.51 (CLcr ≧ 85mL/min)	$0.0322 \times CLcr + 0.32$ (CLcr < 85mL/min) 3.83 (CLcr ≧ 85mL/min)
	V_1 (L)		0.478 × 体重
	V_2 (L)		60.6
	V_{ss} (L)	60.7	
	Q (L/h)		8.81
	k_{12} (/h)	0.525	
	k_{21} (/h)	0.213	

CLcr：クレアチニンクリアランス，CL：クリアランス，V_1：中心コンパートメントの分布容積，V_2：末梢コンパートメントの分布容積，V_{ss}：定常状態の分布容積，Q：コンパートメント間のクリアランス，k_{12} および k_{21}：コンパートメント間の移行速度定数
＊：平均値 ± 標準偏差［データ範囲］

（文献7，9より作成）

る場合は，その製剤にあわせた母集団薬物動態パラメータを利用すべきである．解析者の勝手な判断や都合で，母集団薬物動態パラメータを変更する，もしくは報告値を変更することは行ってはならない．このことは母集団平均薬物動態パラメータを利用した初期投与設計にもあてはまる．

表4.8 薬物投与設計に薬物動態解析結果を利用する際の注意点（特に母集団薬物動態解析結果を用いる場合）

データ取り扱いの注意点

わずか1点の採血結果では，その実測値がすべてのPK/PDパラメータに関する情報を保有しているわけではない．
・トラフ濃度のみでは分布容積は推定できない．
・吸収相のデータがないと吸収速度定数は推定できない．

結果解釈時の注意点

推定できないパラメータであってもベイズ解析では数値は得られてしまう．
・解析者がTDMソフトウェアに実装されている母集団薬物動態パラメータ値を自己判断で適宜変更して，「よりよい」フィッティングが得られるように工夫してはいけない．あくまでも，文献で報告された母集団薬物動態パラメータ値を用いるべきである．
・2-コンパートメントモデルで報告されている薬物動態パラメータを用いて1-コンパートメントモデルの計算をしてはいけない．
・ベイズ解析によって得られる薬物動態パラメータは母集団薬物動態パラメータの影響を大きく受けており，ベイズ解析で求められたPK/PDパラメータを「その患者の薬物動態パラメータ」と取り扱うことは正しくない[3]．あくまでも薬物濃度などの観測値をシミュレーションするための便宜的なものだと認識すべきである．

　　ここで，薬物動態パラメータを臨床で利用する際の基本的な注意事項を**表4.8**に示す．TDM解析ソフトは，薬剤師の判断を手助けしてくれる有用なツールであるが，薬物血中濃度予測の"アタリ・ハズレ"を議論するだけでは意味がなく，実測値（観測値）およびベイズ解析によって得られた値の判断は解析者側の責任である．そのためには，薬物動態解析結果の対象集団を見極め，適正に利用すべきである．

▶文献

1) 井上圭三監：医療薬学Ⅳ 医薬品・医薬品情報の管理と提供, 東京化学同人, 2000.
2) 緒方宏泰編：医薬品開発ツールとしての母集団PK-PD解析―入門からモデリング＆シミュレーション, 朝倉書店, 2010.
3) 辻 泰弘ほか編：クリニカルファーマコメトリクス, 南山堂, 2019.
4) 荻原琢男ほか：わかりやすい生物薬剤学, pp194-208, 廣川書店, 2014.
5) 北川敏男編：情報量統計学, pp27-41, 共立出版, 1983..
6) 杉山雄一ほか編：ファーマコキネティクス－演習による理解, pp249-263, 南山堂, 2003.
7) Yasuhara M, et al：Population pharmacokinetics of vancomycin in Japanese adult patients. Ther Drug Monit, 20：139-148, 1998.
8) Yasuhara M, et al：Population pharmacokinetics of vancomycin in Japanese pediatric patients. Ther Drug Monit, 20：612-618, 1998.
9) Yamamoto M, et al：Population pharmacokinetic analysis of vancomycin in patients with gram-positive infections and the influence of infectious disease type. J Clin Pharm Ther, 34：473-483, 2009.

4
応用

初心者向け臨床研究をスタートする
ための方策

　日常の臨床業務の中で臨床（薬剤師）家として成長するため，治療の成功または難渋した症例に疑問を抱き，解決のために文献や参考書を読み，先輩や上司，他職種に報連相（報告・連絡・相談）する習慣づけは重要なことである．それでも解決しない場合，その疑問や悩みがクリニカル・クエスチョン（以下，CQ）である．これらを解決するための手段がリサーチクエスチョンであり，その疑問を構造化することで研究テーマが明確になる．ここでは薬物動態解析に関わる研究を，初学者向けにまずは一歩踏み出す後押しするための方策を概説する．

まずは教育・研修を受講する

　はじめに，治療薬物モニタリング（therapeutic drug monitoring：TDM）や薬物動態に関する臨床研究のほとんどは，「人を対象とする医学系研究」に含まれる．薬物動態研究に限ったことではないが，ヒトを対象とする場合には，『人を対象とする生命科学・医学系研究に関する倫理指針』[※5]に従い，研究を実施することが求められる．その指針の中では，事前に倫理指針や利益相反など研究に関する教育・研修を所定期間内に受けること，研究計画書を作成することが掲げられている．教育・研修は所属機関で実施され受講できることも多いが，施設内で受講できない場合には，CITI Japan e-ラーニング，ICR臨床研究入門，臨床試験のためのe-Training center，JPALSなどのe-ラーニングサイトによる受講も可能である[1]．また，臨床研究法（平成29年法律第16号）の施行などに関する取り扱いおよび同法に規定する臨床研究などの事例について取りまとめられた『臨床研究法の施行等に係るQ&A（統合版）』[2]が，2019年11月に事務連絡として発出されており，その中の問1-2では"薬物動態に係る評価に関して，「当該医薬品等の有効性又は安全性を明らかにする研究」に該当するか"とのQに対し，Aとして"該当する"と記載されている．臨床研究を開始するにあたり，薬物動態に限らず概念だけでも理解しておくために一読されたい．

※5　本指針は令和4年3月10日に一部改正（同年4月1日施行）されました．改正指針や今後発出されるガイダンスを確認の上，指針の遵守に努めていただきたい．

普段の業務内容からクリニカル・クエスチョンをメモしよう

　業務管理を円滑に進める手法として，PDCA［plan（計画）-do（実行）-check（評価）-act（改善）］サイクルがあり，情報伝達を円滑に進める手法として5W1H［いつ（When），どこで（Where），だれが（Who），なにを（What），なぜ（Why），どのように（How）］がよく用いられる．われわれ医療従事者や初学者もまずは日常業務や研究において，PDCAサイクルや5W1Hを念頭に置きながら，スケジュール感をもって行動することが成功につながる第一歩である．また可能であればロードマップを作成しておくことで，進捗状況が可視化でき，スケジュール補正もできる．

　冒頭で述べたように，臨床業務や研究の過程でCQは必ずあるはずであるが，それが"みつからない""わからない"と思い込んでいるかもしれない．では，部下や上司，他職種から問い合わせを受けたことはないだろうか．医療に関連した業務を行う上で，質問を受けないことはまずないだろう．通常，CQのほとんどは添付文書情報を参照することで解決できるものである．また文献検索まで行いCQを解決するためには，PDCAサイクルを効率よく回す必要がある．一方で，checkの際に回答がみつからないものは研究材料の一つになる可能性がある．もしくはほとんど報告がないような事例はその検証を行うことも新規性の観点から研究材料となりうる．まずは，CQの中から解決できないものをリスト化しておくことが臨床研究を始めるコツである．

人を対象とする医学系研究を理解する

　前述したように，その研究が人を対象とする医学系研究であれば，介入を伴うか否か，特定臨床研究に該当するか否かを考えなければならない．その判断結果によって研究の実現性も明確になる．承認申請目的や未承認・適応外，製薬企業等から資金提供を受けたものを除き，薬物動態に関わる評価を行う場合は，特定臨床研究以外の臨床研究に分類される（**図4.7**）．留意すべき点として，TDM研究では，特定薬剤治療管理料の対象でない薬物の血中濃度を測定し，投与設計を行う行為は介入研究に該当する可能性が高い．**図4.7**では臨床研究の概念を記載するとともに，下記に示す介入の定義，観察研究および症例報告の定義を今一度，確認されたい．実際に研究する前には自身の研究内容が，カテゴリーを判断するためのフローチャート（⇒**Link**）を用いて，介入研究，観察研究，症例報告などを確認することで，自身の研究が何に分類されるか明確になるため，慣れていない場合は，参考にすることを勧める．参考までに薬物動態評価に関する例を**表4.9**に示す．

- **介入の定義**：研究目的で，人の健康に関するさまざまな事象に影響を与える要因（健康の保持増進につながる行動，傷病の予防，診断や治療のための検査・投薬）を制御する行為を行うこと．また，研究目的で実施される「通常の診療を超える医療行為」も含まれる．
- **観察研究の定義**：症例報告以外の後ろ向きの研究は「観察研究」に該当する．前向きの

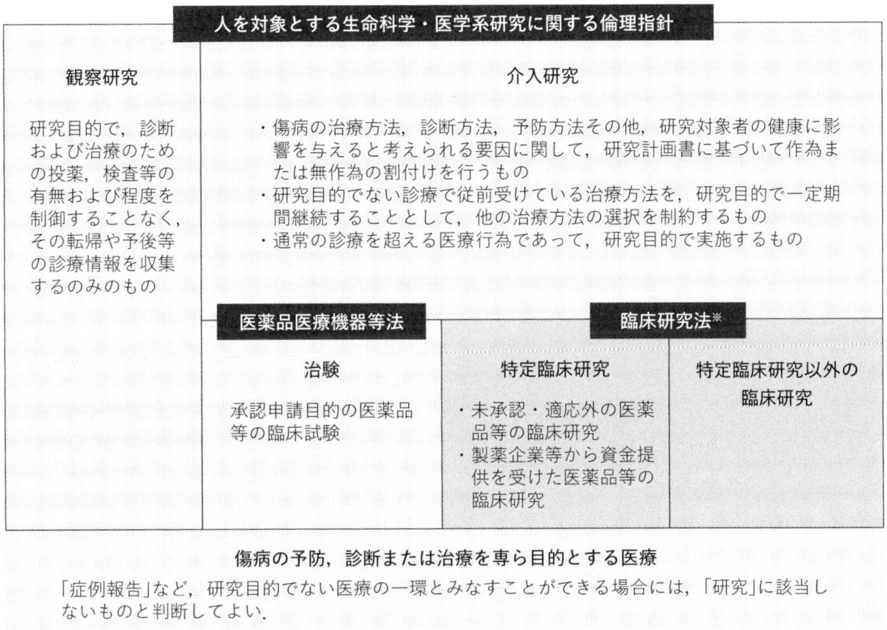

```
┌──────────────────────────────────────────────────────────────────┐
│           人を対象とする生命科学・医学系研究に関する倫理指針            │
└──────────────────────────────────────────────────────────────────┘
```

観察研究

研究目的で，診断および治療のための投薬，検査等の有無および程度を制御することなく，その転帰や予後等の診療情報を収集するのみのもの

介入研究

・傷病の治療方法，診断方法，予防方法その他，研究対象者の健康に影響を与えると考えられる要因に関して，研究計画書に基づいて作為または無作為の割付けを行うもの
・研究目的でない診療で従前受けている治療方法を，研究目的で一定期間継続することとして，他の治療方法の選択を制約するもの
・通常の診療を超える医療行為であって，研究目的で実施するもの

医薬品医療機器等法	臨床研究法※	
治験 承認申請目的の医薬品等の臨床試験	**特定臨床研究** ・未承認・適応外の医薬品等の臨床研究 ・製薬企業等から資金提供を受けた医薬品等の臨床研究	**特定臨床研究以外の臨床研究**

傷病の予防，診断または治療を専ら目的とする医療

「症例報告」など，研究目的でない医療の一環とみなすことができる場合には，「研究」に該当しないものと判断してよい.

図4.7 人を対象とする医学系研究と法・指針の対象範囲

※法に規定する臨床研究に該当する事例（特定臨床研究または特定臨床研究以外の臨床研究）
・医薬品を人に対して用いることにより，当該医薬品の薬物動態に係る評価を行う研究
・人体への侵襲性が低いものの，医行為を伴い，医薬品等の有効性（性能を含む.）または安全性を明らかにする研究
・医薬品の有効性または安全性を確認する研究のために，あらかじめ医薬品の投与等の有無，頻度または用量などを割り付けして治療法を比較する研究

表4.9 薬物動態に関する研究・症例報告の例

介入研究（例）
研究開始日以降に炭酸リチウムの薬物濃度を測定する. その結果をもとに事前に分類した複数投与量（200, 400, 600mg/day）群にランダムに振り分けを行い，濃度，振戦発現率を前向きに研究する.
観察研究（例）
研究開始日以前に測定した100症例の炭酸リチウムの薬物濃度と振戦発現率をロジスティックス回帰分析し，薬物濃度と副作用の発現との関連を研究する.
症例報告（例）
意識障害，体位不全を訴える患者の炭酸リチウム濃度を測定したところ，リチウム中毒が確認されたので症例報告する.

研究であっても，通常の診療行為や医療判断に何ら影響を与えない（＝介入を伴わない）研究は「観察研究」である. 観察研究には研究目的に採血や画像検査を付加するものも含まれる.

• **症例報告の定義**：医学研究における症例報告とは，日本消化器関連学会機構（Japan Digestive Disease Week：JDDW）では9例以下と定義し，10例以上の研究報告は，観察研究として扱う. ただし，症例数に関係なく診療の有効性・安全性を評価するなど研究性のあるものは研究として扱うとしている. この背景として，生物統計学の専門家

　の意見を参考に，一般には10例を超える症例数があれば多変量解析も可能になるため10症例以上を観察研究としている．

論文投稿までのステップ

　論文投稿時は，和文でも英文でも研究レベルや内容にあった雑誌を選定することが重要である．前述したようにCQをリサーチクエスチョン（RQ）として構造化することが論文化に大きく近づく．CQで立てた仮説を，**図4.8**に示すようなPE（I）COでRQを構成し，そのRQをFINERとしてその研究の妥当性を評価する．初心者が研究をスタートし成功するためのコツは，形式的に物事を進めることで必然的に文章化される．これが研究計画書であり，本来，一番初めに作成し，途中問題が生じた場合，適宜，下方（上方）修正しておくことが望ましい．この研究計画書の良し悪しで，研究の成果が決まると言っても過言ではない[1]．また投稿雑誌によっては，投稿時の留意点として，投稿論文の指摘対象事例が丁寧に掲載されていることもある．本稿では薬物動態研究に焦点をあてており，日本化学療法学会雑誌には審査基準について，重要な以下の点が記載されており，その抜粋を記載する[3]．

リサーチクエスチョン（RQ）

PE（I）COで構成

P	Patient（患者） Participate（参加者） Problem（問題）	どのような患者（問題）に対し
E（I）	Exposure（曝露） Intervention（介入）	曝露（介入）して
C	Comparison（比較） Contorol（調整）	対象と比較し
O	Outcome（転帰，結果）	結果が得られる

FINERとしてその研究の妥当性を評価

F	Feasible（可能な）	実験可能な研究 （サンプルサイズと研究デザインが決め手となる）
I	Interesting（興味のある）	興味がもてる研究 （RQが成り立っていれば問題ない）
N	Novel（新しい）	新規性のある研究 （RQが成り立っていれば問題ない）
E	Ethical（倫理的な）	倫理的配慮がなされている研究 （本文に記載したような無茶な仮説や過大なサンプル数を設定しない）
R	Relevant（役に立つ）	役に立つ研究 （RQが成り立っていれば問題ない）

図4.8 リサーチクエスチョンの構成とその妥当性評価の手順

1. 投与設計に用いるTDM解析ソフトウエアを検討している際に，組み込まれている母集団パラメータや解析アルゴリズムが正しく理解されていない．
2. 既報の薬物動態パラメータを用いて，目標とされている1薬品のPK/PDパラメータを達成する用法・用量を検討しているのみで新規性・汎用性がない．
3. ピーク値やトラフ値など意味のあるサンプルの薬物動態学的性質が正しく理解されていない．
4. 薬物動態モデルやサンプル数，サンプリングのタイミングが具体的に記載されていない．サンプルの数や母集団背景について考察されていない．
5. 算出された薬物動態パラメータのみが記載され，得られた(血中)濃度のプロットが無く，生データを読み取ることができない．
6. 薬物動態パラメータの母集団平均のみが記載されており，分散が記載されていない．
7. 相関分析においてパラメトリック手法の使用方法と解釈が誤っている．
8. 報告の主要結果を構成するデータの一部が既報の論文と重複していたが，既報であることを明示していない．

　TDMや薬物動態研究は，人を対象とした研究であることを再認識いただきたい．人を対象にしているということは，そのヒトの闘病した検体が入っている．堅苦しい締めくくりかもしれないが，研究者としての心構えとして，そのヒトの検体を絶対に無駄にしてはならない．研究者は診断や治療のために提供された検体をより良い医療の発展につなげるべく，感謝の気持ちを持って研究に勤しんでほしい．

▶ 文献

1) 小林昌宏ほか：TDMに関連した臨床研究の進め方とポイント．TDM研究，35：1-12, 2015.
2) 厚生労働省：臨床研究法の施行等に関するQ&A (統合版)について．2019. Available at：〈https://www.mhlw.go.jp/content/10800000/000566065.pdf〉
3) 日本化学療法学会：日本化学療法学会雑誌編集委員会からのお知らせ−日本化学療法学会雑誌におけるPK/PD関係の投稿論文の審査基準について．2015. Webpage URL：〈http://journal.chemotherapy.or.jp/info_pkpd.html〉

▶ Link

 JDDW：発表における倫理指針(カテゴリー分類)
Webpage URL：
〈https://www.jddw.jp/jddw2022/rinri/index.html〉

INDEX

臨床に活かす
薬物動態の強化書

2022 年 8 月 1 日　1 版 1 刷　　　　　　　　©2022

編　者
つじ　やすひろ　　かさ い ひでふみ
辻　泰弘　笠井英史

発行者
株式会社 南山堂　代表者 鈴木幹太
〒113-0034　東京都文京区湯島 4-1-11
TEL 代表 03-5689-7850　　www.nanzando.com

ISBN 978-4-525-77861-3

A7786110101-A